EMAGREÇA COMENDO

O Guia Definitivo Para Perder Peso Sem Passar Fome

Leomar Lunkes

Introdução

Bem-vindo ao livro "Emagreça Comendo - O Guia Definitivo para Perder Peso sem Passar Fome". Se você está cansado das dietas restritivas, das privações e dos ciclos intermináveis de perda e ganho de peso, chegou a hora de descobrir uma abordagem completamente nova para o emagrecimento.

Emagrecer costuma ser um desafio repleto de frustrações, mas acreditamos firmemente que é possível conquistar um corpo saudável e em forma sem abrir mão do prazer de comer. Este guia foi criado com o objetivo de ajudá-lo a transformar sua relação com a comida, abraçando uma abordagem equilibrada e sustentável para a perda de peso.

Aqui, você encontrará um verdadeiro manual que vai além das dietas da moda e das restrições extremas. Nosso objetivo é mostrar a você que é possível emagrecer de forma saudável, nutritiva e prazerosa, sem passar fome ou sentir-se privado dos alimentos que ama.

A chave para o sucesso reside em entender que a comida é muito mais do que apenas combustível para o nosso corpo. Ela é fonte de prazer, conforto e até mesmo de conexão social. Portanto, não se trata de eliminar completamente certos alimentos ou seguir regras rígidas, mas sim de aprender a fazer escolhas inteligentes, equilibradas e conscientes.

Ao longo das páginas deste livro, você encontrará uma combinação de conhecimentos científicos atualizados, dicas práticas e receitas deliciosas que vão ajudá-lo a redefinir sua relação com a comida e alcançar seus objetivos de emagrecimento de forma duradoura.

Mais do que apenas um guia para perder peso, "Emagreça Comendo" é uma jornada de transformação pessoal. Estamos aqui para fornecer o suporte necessário, compartilhar insights valiosos e encorajá-lo a adotar uma mentalidade positiva e sustentável em relação ao seu corpo e à sua saúde.

Portanto, prepare-se para embarcar nessa jornada. Este livro é um convite para descobrir o poder de emagrecer comendo, adotando uma abordagem flexível, nutritiva e prazerosa. Acreditamos que você pode conquistar a melhor versão de si mesmo, alcançando um peso saudável e uma vida plena de bem-estar.

Lembre-se de que o caminho pode ter seus desafios, mas você não estará sozinho. Estamos aqui para guiá-lo, apoiá-lo e celebrar cada conquista ao longo dessa jornada. Chegou a hora de transformar sua relação com a comida, descobrir um novo equilíbrio e alcançar uma vida mais saudável e feliz.

Então, respire fundo, abra sua mente e prepare-se para desvendar os segredos de uma abordagem inovadora e prazerosa para o emagrecimento. Estamos empolgados por você ter escolhido este livro e mal podemos esperar para acompanhá-lo nessa jornada de transformação. Vamos começar?

Índice

1. A Psicologia do Emagrecimento

A psicologia desempenha um papel fundamental no processo de emagrecimento. Embora muitas vezes seja negligenciada, a mente desempenha um papel crucial na adoção de hábitos saudáveis, na mudança de comportamentos e na manutenção do peso perdido a longo prazo. Compreender e trabalhar com a psicologia do emagrecimento é essencial para alcançar resultados duradouros.

Autoconhecimento: O primeiro passo para uma transformação bem-sucedida é o autoconhecimento. É importante identificar as emoções, os gatilhos e os padrões de comportamento que estão relacionados à alimentação. Muitas vezes, recorremos à comida como uma forma de lidar com o estresse, a ansiedade, a tristeza ou outras emoções negativas. Ao desenvolver a consciência desses padrões, é possível adotar estratégias alternativas e mais saudáveis para lidar com as emoções, reduzindo a dependência da comida como fonte de conforto.

Mudança de mentalidade: A forma como pensamos sobre o emagrecimento e sobre nós mesmos desempenha um papel significativo em nossas escolhas alimentares e em nossos comportamentos relacionados ao peso. É importante cultivar uma mentalidade positiva, baseada na autocompaixão e na aceitação do nosso corpo. Isso envolve substituir pensamentos negativos e autocríticos por afirmações positivas e encorajadoras. Além disso, é importante adotar uma perspectiva de longo prazo, entendendo que a perda de peso saudável requer tempo, paciência e perseverança.

Definição de metas realistas: Estabelecer metas realistas e alcançáveis é essencial para manter a motivação e o foco durante o processo de emagrecimento. Ao definir metas, é importante considerar não apenas a perda de peso, mas também outros indicadores de saúde, como aumento da energia, melhora da qualidade do sono ou redução do risco de doenças. Isso ajuda a manter o foco em benefícios mais amplos e a evitar a obsessão exclusiva pela balança.

Estratégias de enfrentamento: Durante a jornada de emagrecimento, é comum encontrar obstáculos e desafios. Momentos de tentação, eventos sociais, estresse ou falta de motivação podem colocar em risco os esforços de perda de peso. É fundamental desenvolver estratégias de enfrentamento saudáveis, como a prática de atividades físicas, o uso de técnicas de relaxamento, a busca de apoio social ou a adoção de hobbies prazerosos que não estejam relacionados à alimentação. Ter um plano de enfrentamento bem estruturado ajuda a lidar com essas situações de forma positiva, mantendo o foco nos objetivos de emagrecimento.

Suporte social: Contar com o apoio de pessoas próximas é fundamental para o sucesso do emagrecimento. Compartilhar seus objetivos, desafios e conquistas com amigos, familiares ou até mesmo participar de grupos de apoio pode fornecer o suporte emocional necessário durante a jornada. Ter pessoas que acreditam em você, incentivam seus esforços e compartilham experiências semelhantes pode ser extremamente motivador e encorajador. Além disso, ter alguém com quem dividir as dificuldades e celebrar as conquistas torna o processo de emagrecimento menos solitário e mais gratificante.

Alimentação consciente: A prática da alimentação consciente é uma ferramenta poderosa na psicologia do emagrecimento. Trata-se de estar presente e atento durante as refeições, prestando atenção aos sinais de fome e saciedade, saboreando cada mordida e apreciando os aromas e texturas dos alimentos. A alimentação consciente ajuda a reconectar-se com o corpo e com as verdadeiras necessidades de nutrição, permitindo uma relação mais equilibrada com a comida. Ao comer de forma consciente, é possível evitar excessos, comer com mais prazer e respeitar a saciedade, contribuindo para uma perda de peso saudável e duradoura.

Resiliência e autorreflexão: O processo de emagrecimento pode apresentar altos e baixos. É importante desenvolver resiliência e aprender com os momentos de deslize ou recaída. Em vez de se culpar ou desistir diante de um deslize, é necessário fazer uma autorreflexão construtiva, identificando as possíveis causas do deslize e encontrando maneiras de evitar situações semelhantes no futuro. A resiliência é fundamental para manter-se no caminho do emagrecimento, permitindo aprender com os erros e seguir em frente com determinação.

Autocompaixão: Ser gentil consigo mesmo é essencial na jornada de emagrecimento. Em vez de se criticar ou se punir por deslizes, é importante praticar a autocompaixão. Reconhecer que somos seres humanos passíveis de erros, perdoar-se e tratar-se com gentileza são elementos fundamentais para manter uma mentalidade positiva e saudável ao longo do processo. A autocompaixão nos ajuda a manter a motivação, a aceitar os desafios com mais tranquilidade e a perseverar mesmo diante de dificuldades.

Ao compreender e trabalhar com a psicologia do emagrecimento, é possível transformar não apenas o corpo, mas também a mente. Através do autoconhecimento, mudança de mentalidade, definição de metas realistas, estratégias de enfrentamento, suporte social, alimentação consciente, resiliência e autocompaixão, você estará preparado para enfrentar os desafios do emagrecimento de forma saudável e sustentável.

Lembre-se de que o emagrecimento é uma jornada individual e única para cada pessoa. Portanto, esteja aberto a explorar diferentes estratégias, adaptar as abordagens conforme necessário e buscar o equilíbrio entre o cuidado com a saúde física e mental. Ao trabalhar com a psicologia do emagrecimento, você estará no caminho certo para alcançar seus objetivos e desfrutar de uma vida mais saudável, equilibrada e feliz.

Continue sua leitura e aproveite os próximos capítulos, nos quais exploraremos estratégias práticas para implementar a psicologia do emagrecimento em seu dia a dia. Descubra como desenvolver uma mentalidade positiva, lidar com desafios emocionais, cultivar o autocuidado e encontrar o equilíbrio entre alimentação saudável e prazer.

Ao longo do livro, você encontrará exercícios, reflexões e dicas para aplicar os conceitos discutidos. Estamos aqui para guiá-lo em cada etapa, ajudando você a superar obstáculos, celebrar as vitórias e construir uma relação saudável e positiva com seu corpo e com a comida.

Lembre-se de que a psicologia do emagrecimento não é um caminho fácil, mas é um caminho recompensador. Ao trabalhar em conjunto com as mudanças alimentares e a prática de atividade física, a abordagem psicológica irá fortalecer sua jornada de emagrecimento, oferecendo uma base sólida para a sustentabilidade e o bem-estar a longo prazo.

Então, mergulhe neste guia prático, abra sua mente e esteja disposto a se comprometer com a transformação pessoal. A psicologia do emagrecimento é um poderoso aliado para alcançar seus objetivos e construir uma vida saudável, equilibrada e plena.

Estamos empolgados por você ter escolhido este livro e por fazer parte de sua jornada de emagrecimento. Prepare-se para descobrir o poder transformador da psicologia do emagrecimento e conquistar uma nova versão de si mesmo.

Vamos juntos nessa jornada rumo a um corpo mais saudável, uma mente mais forte e uma vida plena de bem-estar!

2. Os Mitos do Emagrecimento

No mundo do emagrecimento, muitos mitos e ideias equivocadas são disseminados, dificultando o progresso e levando a resultados insatisfatórios. É importante desmistificar essas crenças para adotar uma abordagem baseada em fatos e ciência. Abaixo, detalharemos alguns dos mitos mais comuns do emagrecimento:

"Dietas rápidas e restritivas são a melhor opção": Muitas pessoas acreditam que seguir dietas extremas e restritivas é a maneira mais rápida de perder peso. No entanto, essas dietas geralmente resultam em perda de peso temporária, pois são difíceis de manter a longo prazo. Além disso, elas podem levar a deficiências nutricionais, perda de massa muscular e um efeito rebote, no qual o peso é recuperado rapidamente após o término da dieta. Em vez disso, é melhor adotar uma abordagem equilibrada, que inclua alimentos nutritivos e sustentáveis.

"Eliminar grupos alimentares é a chave para emagrecer": Eliminar grupos alimentares inteiros, como carboidratos ou gorduras, é um erro comum. Nosso corpo precisa de uma variedade de nutrientes para funcionar adequadamente, e a restrição extrema pode levar a desequilíbrios nutricionais. Em vez disso, é importante aprender sobre escolhas saudáveis dentro de cada grupo alimentar e encontrar um equilíbrio adequado para suas necessidades individuais.

"Contar calorias é a única maneira de perder peso": Embora contar calorias possa ser útil para algumas pessoas, é importante lembrar que a qualidade dos alimentos também importa. Nem todas as calorias são iguais, e alimentos nutritivos e ricos em fibras são mais satisfatórios e benéficos para a saúde do que alimentos processados e cheios de calorias vazias. Em vez de se concentrar apenas na contagem de calorias, é melhor adotar uma abordagem de alimentação equilibrada e consciente, priorizando alimentos naturais e minimamente processados.

"Exercício é o único fator importante para emagrecer": O exercício é importante para a saúde geral e pode ajudar na perda de peso, mas não é o único fator a considerar. A alimentação desempenha um papel fundamental no emagrecimento, e a combinação de uma dieta saudável com atividade física é a chave para resultados eficazes. Além disso,

11

é importante considerar outros aspectos, como sono adequado, gerenciamento do estresse e hábitos de vida saudáveis em geral.

"Suplementos mágicos podem fazer você emagrecer rapidamente": A indústria de suplementos promove muitos produtos que afirmam ser "mágicos" para a perda de peso rápida. No entanto, a maioria desses suplementos não possui evidências científicas sólidas para comprovar sua eficácia e segurança. Em vez de confiar em pílulas ou poções milagrosas, é melhor focar em uma alimentação equilibrada e estilo de vida saudável como base para o emagrecimento.

"Comer menos é sempre melhor": A ideia de que comer menos é sempre a melhor opção para emagrecer é um mito prejudicial. Na verdade, restringir calorias excessivamente pode levar a deficiências nutricionais, desacelerar o metabolismo e afetar negativamente a saúde geral. É importante encontrar um equilíbrio entre a redução de calorias e a garantia de uma alimentação adequada em termos de nutrientes. O foco deve ser em alimentos nutritivos, em vez de apenas na quantidade.

"Todas as pessoas devem seguir a mesma dieta": Cada pessoa é única, com necessidades e características individuais. Portanto, não existe uma única dieta ideal que funcione para todos. O que funciona para uma pessoa pode não funcionar para outra. É importante encontrar uma abordagem personalizada, levando em consideração fatores como idade, sexo, nível de atividade física, preferências alimentares e condições de saúde. Consultar um profissional de saúde, como um nutricionista, pode ajudar a desenvolver um plano alimentar adequado às suas necessidades específicas.

"Emagrecimento é apenas uma questão de força de vontade": Acreditar que emagrecer é apenas uma questão de força de vontade é um mito que pode levar à culpa e frustração. O emagrecimento envolve fatores físicos, emocionais e psicológicos complexos. É importante entender que existem muitos fatores além da força de vontade envolvidos, como hábitos alimentares, ambiente social, genética e saúde mental. É necessário adotar uma abordagem holística, cuidando do corpo e da mente, e buscar apoio emocional quando necessário.

Ao desmistificar esses mitos do emagrecimento, podemos adotar uma abordagem mais saudável e realista para alcançar nossos objetivos. É essencial basear nossas escolhas em evidências científicas, buscar orientação profissional e adotar um estilo de vida equilibrado e sustentável.

Lembre-se de que cada pessoa é única, e o caminho para o emagrecimento pode ser diferente para cada indivíduo. Respeite seu corpo, cuide de sua saúde e faça escolhas conscientes e sustentáveis. Ao abandonar os mitos e abraçar uma abordagem baseada em fatos, você estará no caminho certo para alcançar um emagrecimento saudável e duradouro.

Esteja preparado para questionar as crenças comuns e abrir espaço para uma nova perspectiva. Estamos aqui para fornecer as ferramentas necessárias para ajudá-lo a tomar decisões informadas, adotar uma mentalidade positiva e alcançar o sucesso no seu processo de emagrecimento.

Agora, vamos começar essa jornada de desvendar os mitos do emagrecimento e descobrir os princípios fundamentais para uma perda de peso saudável, equilibrada e sustentável. Estamos aqui para apoiá-lo em cada passo do caminho.

3. Conhecendo os Alimentos

Para alcançar uma alimentação saudável e equilibrada, é essencial conhecer os alimentos que consumimos. Neste capítulo, vamos explorar detalhadamente os diferentes grupos alimentares e fornecer informações importantes sobre suas propriedades nutricionais.

Carboidratos: Os carboidratos são a principal fonte de energia do nosso corpo. Eles são encontrados em alimentos como pães, cereais, arroz, massas, batatas, legumes e frutas. Os carboidratos são classificados em simples e complexos. Os carboidratos simples são rapidamente digeridos e fornecem energia rápida, enquanto os complexos são digeridos mais lentamente, proporcionando energia de forma gradual. É recomendado optar por carboidratos complexos, como grãos integrais, que oferecem mais nutrientes e fibras.

Os carboidratos simples são uma forma de carboidratos que consistem em moléculas de açúcar ou glicose, que são rapidamente digeridas e absorvidas pelo organismo. Esses carboidratos fornecem energia de forma rápida, mas também são digeridos e metabolizados rapidamente, o que pode levar a picos de glicose no sangue.

São encontrados em alimentos como açúcar refinado, doces, refrigerantes, sucos de frutas processados, mel, geleias e xaropes. Eles também estão presentes em alimentos naturais, como frutas frescas. No entanto, as frutas contêm fibras, vitaminas e minerais, o que torna sua digestão e absorção mais lenta em comparação com alimentos com açúcar adicionado.

Embora os carboidratos simples possam fornecer energia rápida, eles não são a melhor opção para uma dieta equilibrada e saudável, especialmente quando consumidos em excesso. A digestão rápida desses carboidratos pode levar a picos de glicose no sangue, seguidos por quedas bruscas, o que pode resultar em fome mais frequente e desejos por alimentos açucarados.

Ao escolher carboidratos para sua dieta, é fundamental

priorizar alimentos integrais e naturais em vez de produtos processados e açucarados. Certifique-se de equilibrar a ingestão de carboidratos com proteínas, gorduras saudáveis e vegetais para criar refeições nutritivas e satisfatórias.

Os carboidratos complexos são uma forma de carboidratos que consistem em moléculas de açúcar mais complexas, como amido e fibras. Eles são digeridos e absorvidos mais lentamente pelo organismo, fornecendo energia de forma gradual e sustentada ao longo do tempo.

Os carboidratos complexos são encontrados em alimentos como grãos integrais (arroz integral, aveia, quinoa, trigo integral), pães e massas integrais, leguminosas (feijões, lentilhas, grão-de-bico), batatas, milho, abóbora e vegetais folhosos.

Ao contrário dos carboidratos simples, os carboidratos complexos são digeridos mais lentamente devido à sua estrutura molecular mais complexa. Isso resulta em uma liberação gradual de glicose, evitando picos e quedas rápidas nos níveis de açúcar no sangue.

Os carboidratos complexos são uma fonte importante de energia para o organismo, fornecendo nutrientes essenciais, como fibras, vitaminas do complexo B e minerais. As fibras encontradas nos carboidratos complexos ajudam na digestão, promovem a saciedade e auxiliam na manutenção de um sistema digestivo saudável.

Ao incluir carboidratos complexos em sua dieta, você terá opções mais saudáveis e nutritivas. Esses alimentos fornecem energia sustentada, ajudam a regular os níveis de açúcar no sangue e contribuem para a sensação de saciedade, o que pode ser benéfico para o controle de peso.

É importante lembrar que a qualidade dos carboidratos também importa. Ao escolher alimentos ricos em carboidratos complexos, opte por versões integrais e minimamente processadas. Por exemplo, escolha arroz integral em vez de arroz branco refinado e prefira pães e massas integrais em vez de produtos feitos com farinha branca.

Equilibrar o consumo de carboidratos complexos com proteínas magras, gorduras saudáveis e vegetais é essencial para criar refeições balanceadas e nutritivas. Isso ajudará a manter a estabilidade dos níveis de açúcar no sangue, fornecerá energia sustentada e promoverá uma alimentação saudável e equilibrada.

Proteínas: As proteínas são fundamentais para a construção e reparação dos tecidos do nosso corpo. Elas são encontradas em alimentos como carnes, aves, peixes, ovos, laticínios, leguminosas (feijões, lentilhas, grão-de-bico) e produtos de soja. As proteínas são compostas por aminoácidos essenciais, que nosso corpo não produz e devem ser obtidos por meio da alimentação. É importante variar as fontes de proteína para garantir a ingestão adequada de todos os aminoácidos essenciais.

As proteínas são macronutrientes essenciais para o funcionamento adequado do nosso organismo. Elas desempenham um papel crucial na construção, reparação e manutenção dos tecidos do nosso corpo, incluindo músculos, pele, cabelos, unhas, órgãos e sistemas.

Existem diferentes tipos de proteínas, e elas são compostas por aminoácidos, que são os blocos de construção das proteínas. Existem 20 aminoácidos diferentes, sendo que 9 deles são considerados essenciais, o que significa que nosso corpo não é capaz de produzi-los e devem ser obtidos por meio da alimentação.

As fontes de proteínas podem ser de origem animal ou vegetal. As proteínas de origem animal são encontradas em alimentos como carnes (bovina, suína, aves, peixes), ovos, laticínios (leite, queijo, iogurte) e frutos do mar. Elas são consideradas proteínas completas, pois contêm todos os aminoácidos essenciais necessários para o nosso organismo.

Já as proteínas de origem vegetal são encontradas em alimentos como leguminosas (feijões, lentilhas, grão-de-bico), tofu, tempeh, seitan, quinoa, chia e outros grãos. Essas proteínas vegetais geralmente são consideradas incompletas, pois podem não conter todos os aminoácidos essenciais em proporções adequadas. No entanto, é possível obter todos os aminoácidos essenciais necessários ao combinar diferentes fontes de proteínas vegetais ao longo do dia.

Além de fornecerem aminoácidos, as proteínas desempenham diversos papéis no nosso organismo. Elas são responsáveis pela produção de enzimas, hormônios e anticorpos, que desempenham funções vitais no nosso sistema imunológico e na regulação de processos metabólicos. As proteínas também são importantes para o transporte de nutrientes e oxigênio, auxiliam na regulação do equilíbrio ácido-base e fornecem energia quando necessário.

É importante consumir proteínas adequadamente em cada refeição para garantir uma ingestão adequada ao longo do dia. A quantidade de proteínas necessária varia de acordo com fatores como idade, sexo, nível de atividade física e objetivos individuais. Um nutricionista pode auxiliar no cálculo das necessidades individuais de proteínas e orientar sobre a melhor maneira de atingir essas quantidades.

Ao escolher fontes de proteínas, é recomendado optar por opções magras e saudáveis. Isso inclui carnes magras, peixes, ovos, laticínios com baixo teor de gordura, além de leguminosas, nozes, sementes e alimentos à base de soja. É importante equilibrar o consumo de proteínas com outros grupos alimentares, como carboidratos complexos e vegetais, para criar refeições equilibradas e nutricionalmente completas.

Gorduras: As gorduras são uma fonte concentrada de energia e desempenham papel essencial na absorção de vitaminas e na proteção dos órgãos. Existem diferentes tipos de gorduras, sendo algumas saudáveis e outras menos saudáveis. As gorduras insaturadas, encontradas em alimentos como abacate, azeite de oliva, castanhas e peixes gordurosos, são benéficas para a saúde do coração. Por outro lado, as gorduras saturadas e as gorduras trans, presentes em alimentos como carnes gordas, manteiga, alimentos fritos e produtos industrializados, devem ser consumidas com moderação, pois podem aumentar o risco de doenças cardiovasculares.

As gorduras são macronutrientes essenciais para o funcionamento adequado do nosso organismo. Elas fornecem energia, auxiliam na absorção de vitaminas lipossolúveis (como as vitaminas A, D, E e K), são componentes importantes das membranas celulares e desempenham papéis vitais na produção de hormônios e na manutenção da saúde dos órgãos.

Existem diferentes tipos de gorduras, sendo que algumas são consideradas mais saudáveis do que outras:

1. Gorduras insaturadas: As gorduras insaturadas são consideradas gorduras saudáveis. Elas podem ser divididas em dois subtipos: gorduras monoinsaturadas e gorduras poli-insaturadas. As gorduras monoinsaturadas são encontradas em alimentos como azeite de oliva, abacate, amêndoas e castanhas. Já as gorduras poli-insaturadas são encontradas em alimentos como peixes gordurosos (salmão, sardinha), sementes de linhaça,

chia e girassol, além de óleos vegetais como óleo de soja e óleo de canola. Essas gorduras são benéficas para a saúde do coração, pois ajudam a reduzir o colesterol LDL (considerado prejudicial) e aumentar o colesterol HDL (considerado protetor).

2. Gorduras saturadas: As gorduras saturadas são encontradas em alimentos de origem animal, como carnes gordas, laticínios integrais (leite integral, queijos gordurosos, manteiga) e pele de aves. Elas também estão presentes em alguns alimentos de origem vegetal, como óleo de coco e óleo de palma. O consumo excessivo de gorduras saturadas pode aumentar o colesterol LDL e o risco de doenças cardiovasculares. Portanto, é recomendado limitar o consumo de gorduras saturadas e optar por fontes mais magras.

3. Gorduras trans: As gorduras trans são gorduras artificiais produzidas por um processo chamado hidrogenação, que transforma óleos vegetais líquidos em gorduras sólidas. Essas gorduras são encontradas principalmente em alimentos processados, como margarinas, alimentos fritos, biscoitos, bolos industrializados e salgadinhos. As gorduras trans são consideradas as mais prejudiciais à saúde, pois aumentam o colesterol LDL e reduzem o colesterol HDL, aumentando o risco de doenças cardiovasculares. É recomendado evitar ou limitar ao máximo o consumo de gorduras trans.

Ao fazer escolhas alimentares, é importante optar por gorduras saudáveis em vez de gorduras prejudiciais. Isso inclui escolher fontes de gorduras insaturadas, como azeite de oliva, abacate, castanhas e peixes gordurosos. Além disso, é importante limitar o consumo de gorduras saturadas, optando por cortes magros de carne, laticínios com baixo teor de gordura e evitando alimentos processados ricos em gorduras trans.

Vitaminas e Minerais: As vitaminas e os minerais são nutrientes essenciais para o bom funcionamento do nosso organismo. Cada um desempenha papéis específicos, desde a manutenção da saúde dos ossos e dentes até o fortalecimento do sistema imunológico. Podemos obter vitaminas e minerais por meio de uma alimentação variada e equilibrada, que inclua frutas, legumes, verduras, cereais integrais, laticínios, carnes magras e frutos do mar.

Aqui estão alguns exemplos de vitaminas e minerais e seus principais benefícios:

1. Vitamina A: A vitamina A é importante para a saúde dos olhos, pele, cabelos e sistema imunológico. Ela é encontrada em alimentos como cenoura, abóbora, batata-doce, espinafre, manga e fígado.

2. Vitamina C: A vitamina C é conhecida por fortalecer o sistema imunológico e ajudar na absorção de ferro. Ela

também é um antioxidante que auxilia na proteção das células contra os danos causados pelos radicais livres. Fontes de vitamina C incluem frutas cítricas (laranja, limão, kiwi), morangos, pimentões, brócolis e tomates.

3. Vitamina D: A vitamina D é importante para a absorção de cálcio e fósforo, auxiliando na saúde óssea e dental. Ela também desempenha um papel na função muscular e no sistema imunológico. A principal fonte de vitamina D é a exposição solar, mas também pode ser encontrada em alimentos como peixes gordurosos (salmão, sardinha), gema de ovo e alimentos fortificados.

4. Vitamina E: A vitamina E é um antioxidante que ajuda a proteger as células contra danos oxidativos. Ela também desempenha um papel na saúde cardiovascular e na função imunológica. Fontes de vitamina E incluem óleos vegetais (girassol, gérmen de trigo), nozes, sementes e abacate.

5. Vitamina K: A vitamina K desempenha um papel fundamental na coagulação sanguínea e na saúde óssea. Ela pode ser encontrada em alimentos como vegetais folhosos verde-escuros (espinafre, couve, brócolis) e em menor quantidade em carnes e laticínios.

6. Ferro: O ferro é necessário para a produção de glóbulos vermelhos e transporte de oxigênio pelo corpo. Fontes de ferro incluem carnes vermelhas, aves, peixes, leguminosas, vegetais folhosos verde-escuros e cereais

fortificados.

7. Cálcio: O cálcio é essencial para a saúde dos ossos e dentes. Além disso, desempenha um papel importante na função muscular, na transmissão de impulsos nervosos e na coagulação sanguínea. Fontes de cálcio incluem laticínios (leite, queijo, iogurte), vegetais folhosos verde-escuros, tofu e sardinhas enlatadas.

8. Zinco: O zinco desempenha um papel fundamental no sistema imunológico, na cicatrização de feridas e no metabolismo celular. Ele pode ser encontrado em carnes, aves, peixes, leguminosas, nozes e sementes.

É importante consumir uma variedade de alimentos para continuar fornecendo uma variedade adequada de vitaminas e minerais em sua alimentação diária. A adoção de uma dieta equilibrada e diversificada é essencial para garantir a ingestão adequada desses nutrientes essenciais.

Além disso, é importante ressaltar que a absorção de vitaminas e minerais pode variar dependendo de fatores como idade, sexo, estado de saúde e presença de certas condições médicas. Por isso, é recomendado buscar orientação de um profissional de saúde, como um nutricionista, para avaliar suas necessidades individuais e obter orientações personalizadas.

Uma forma de garantir uma ingestão adequada de vitaminas e minerais é incluir uma variedade de alimentos coloridos em sua dieta. Cada cor representa diferentes nutrientes e fitoquímicos benéficos para o organismo. Por exemplo:

- Alimentos vermelhos, como tomate, melancia e pimentão vermelho, são ricos em licopeno, um antioxidante que pode ajudar na prevenção de certos tipos de câncer e doenças cardiovasculares.

- Alimentos laranjas, como cenoura, abóbora e mamão, são ricos em betacaroteno, que é convertido em vitamina A no organismo e é importante para a saúde dos olhos e da pele.

- Alimentos verdes, como espinafre, brócolis e couve, são fontes de vitaminas A, C, K e minerais como ferro e cálcio. Esses alimentos também são ricos em fibras e compostos antioxidantes.

- Alimentos roxos ou azuis, como mirtilos, uvas roxas e berinjela, são ricos em antioxidantes como antocianinas, que podem ajudar na proteção das células contra danos oxidativos.

- Alimentos brancos, como alho, cebola e cogumelos, contêm compostos sulfurados e fitoquímicos benéficos para a saúde do coração e do sistema imunológico.

É importante lembrar que uma alimentação equilibrada e variada é a melhor maneira de obter todas as vitaminas e minerais necessários para o bom funcionamento do organismo.

Os suplementos vitamínicos e minerais devem ser utilizados apenas sob orientação profissional, quando houver necessidade comprovada.

Ao adotar uma dieta rica em alimentos nutritivos e coloridos, você estará fornecendo ao seu corpo uma ampla variedade de vitaminas e minerais essenciais para a saúde e o bem-estar. Lembre-se de que pequenas mudanças nos hábitos alimentares podem fazer uma grande diferença na sua saúde a longo prazo.

Fibras: As fibras desempenham um papel fundamental na saúde digestiva. Elas são encontradas em alimentos como frutas, verduras, legumes, grãos integrais, sementes e leguminosas. As fibras ajudam a regular o funcionamento intestinal, promovem a sensação de saciedade e auxiliam no controle do peso. Além disso, elas contribuem para a redução do colesterol e para a prevenção de doenças como diabetes tipo 2 e doenças cardiovasculares.

As fibras são um tipo de carboidrato que não é digerido pelo nosso organismo. São classificadas em dois tipos principais: solúveis e insolúveis, cada uma com benefícios específicos para a saúde.

1. Fibras Solúveis: As fibras solúveis se dissolvem em água e formam uma espécie de gel no trato digestivo. Elas são fermentadas pelas bactérias benéficas

presentes no intestino, o que auxilia no equilíbrio da microbiota intestinal. Além disso, as fibras solúveis ajudam a retardar o esvaziamento gástrico, promovendo maior saciedade e controlando os níveis de açúcar no sangue. Alguns exemplos de alimentos ricos em fibras solúveis incluem aveia, cevada, frutas cítricas, maçãs, cenouras, feijões e leguminosas.

2. Fibras Insolúveis: As fibras insolúveis não se dissolvem em água e passam praticamente intactas pelo trato digestivo. Elas aumentam o volume das fezes e estimulam o funcionamento regular do intestino, prevenindo a constipação e promovendo a saúde intestinal. Alimentos como farelo de trigo, cereais integrais, brócolis, couve-flor, folhas verdes e sementes são boas fontes de fibras insolúveis.

3. Os benefícios das fibras para a saúde são diversos:

4. Regulação do Trânsito Intestinal: As fibras insolúveis aumentam o volume das fezes, facilitando o trânsito intestinal e prevenindo a constipação. Já as fibras solúveis ajudam a regular o trânsito, promovendo fezes mais macias e evitando episódios de diarreia.

5. Controle do Peso: As fibras contribuem para a sensação de saciedade, pois aumentam o volume do alimento no estômago. Isso pode auxiliar no controle do peso, pois você se sentirá satisfeito por mais tempo e terá menos vontade de comer em excesso.

6. Saúde Cardiovascular: As fibras solúveis ajudam a reduzir os níveis de colesterol LDL (o chamado "colesterol ruim") no sangue. Isso ocorre porque elas se ligam ao colesterol e auxiliam na sua eliminação do organismo, reduzindo o risco de doenças cardiovasculares.

7. Controle da Glicemia: As fibras solúveis retardam a absorção de açúcar no sangue, o que ajuda a controlar os níveis de glicose. Isso é especialmente benéfico para pessoas com diabetes, pois evita picos de glicemia após as refeições.

É importante aumentar gradualmente a ingestão de fibras e beber bastante água para garantir um bom funcionamento do trato gastrointestinal. O consumo diário recomendado de fibras varia de acordo com a idade e o sexo, mas, em geral, adultos devem consumir entre 25 a 38 gramas por dia.

Ao incluir alimentos ricos em fibras na sua alimentação diária, você poderá desfrutar de diversos benefícios para a saúde. Aqui estão algumas dicas para aumentar o consumo de fibras:

1. Escolha alimentos integrais: Opte por pães, massas, arroz e cereais na versão integral em vez das opções refinadas. Os alimentos integrais preservam a maior parte das fibras, oferecendo uma opção mais nutritiva.

2. Incremente as refeições com vegetais: Adicione uma variedade de vegetais em suas refeições, como saladas, legumes cozidos e sopas. Eles são ricos em fibras e fornecem uma ampla gama de nutrientes importantes.

3. Consuma frutas frescas: As frutas são excelentes fontes de fibras solúveis e insolúveis. Adicione uma porção de fruta fresca à sua dieta diária ou opte por lanches como maçãs, peras e laranjas.

4. Aumente o consumo de leguminosas: Feijões, lentilhas, grão-de-bico e ervilhas são ótimas fontes de fibras e proteínas. Adicione-os a sopas, saladas, ensopados ou prepare deliciosos pratos vegetarianos.

5. Inclua sementes e nozes: Sementes de linhaça, chia, girassol, amêndoas, castanhas e nozes são ricas em fibras. Adicione-as a iogurtes, smoothies, saladas ou consuma como um lanche saudável.

6. Beba bastante água: Ao aumentar o consumo de fibras, é essencial beber água suficiente para garantir um bom funcionamento do sistema digestivo e evitar a constipação.

Consulte um profissional de saúde, como um nutricionista, para receber orientações adequadas sobre a quantidade de fibras recomendada para você e como incorporá-las em sua dieta de forma equilibrada.

As fibras desempenham um papel vital na manutenção

da saúde intestinal, no controle do peso, na saúde cardiovascular e na regulação do açúcar no sangue. Ao adotar uma alimentação rica em fibras, você estará promovendo uma saúde melhor e melhorando sua qualidade de vida.

Hidratação: A água é essencial para a manutenção da saúde e do bom funcionamento do nosso corpo. É importante garantir uma hidratação adequada ao longo do dia, bebendo água regularmente. Além da água, outras fontes de hidratação incluem bebidas como chás sem açúcar, água de coco e sucos naturais. Evite o consumo excessivo de bebidas açucaradas e alcoólicas, pois elas podem fornecer calorias vazias e contribuir para o ganho de peso.

A água desempenha papéis vitais em diversas funções corporais, como regulação da temperatura corporal, transporte de nutrientes, remoção de resíduos, lubrificação das articulações e manutenção do equilíbrio de fluidos.

Aqui estão alguns pontos importantes sobre a hidratação:

1. Importância da hidratação: Nosso corpo é composto por cerca de 60% de água e, diariamente, perdemos água por meio da respiração, suor, urina e fezes. Para manter um equilíbrio adequado, é fundamental repor essa água perdida por meio da hidratação regular.

2. Necessidades individuais: As necessidades de

hidratação podem variar de pessoa para pessoa, dependendo de fatores como idade, nível de atividade física, condições climáticas e saúde geral. É importante prestar atenção aos sinais do corpo e garantir uma hidratação adequada ao longo do dia.

3. Água como fonte primária: A água é a melhor escolha para hidratação, pois não contém calorias, açúcares ou aditivos. Beber água regularmente ao longo do dia é essencial para manter a hidratação adequada.

4. Além da água, outras fontes de líquidos, como sucos naturais, chás e sopas, também contribuem para a hidratação. No entanto, é importante limitar o consumo de bebidas açucaradas, refrigerantes e bebidas alcoólicas, pois podem levar à desidratação e fornecer calorias adicionais.

5. Sinais de desidratação: É importante prestar atenção aos sinais de desidratação, como sede, urina escura ou com odor forte, boca seca, fadiga, tontura e diminuição da produção de urina. Caso você apresente esses sintomas, é importante aumentar a ingestão de líquidos imediatamente.

6. Atividade física e hidratação: Durante a prática de exercícios, é essencial manter-se hidratado. Beba água antes, durante e após o exercício para repor os fluidos perdidos pelo suor. Em exercícios intensos ou prolongados, pode ser necessário o uso de bebidas

esportivas que contenham eletrólitos para repor os sais minerais perdidos.

7. Clima e hidratação: Em climas quentes ou úmidos, a transpiração aumenta e a perda de água pelo corpo também. Portanto, é necessário aumentar a ingestão de líquidos nessas condições para evitar a desidratação.

É importante lembrar que a sede nem sempre é um indicador confiável da necessidade de água. Por isso, é recomendado beber água regularmente ao longo do dia, mesmo sem sentir sede.

Mantenha uma garrafa de água por perto para facilitar o consumo regular e estabeleça lembretes para se hidratar, especialmente durante períodos de maior atividade física ou condições climáticas desafiadoras.

Ao conhecer detalhadamente os diferentes grupos alimentares e suas propriedades nutricionais, você estará mais preparado para fazer escolhas alimentares conscientes e saudáveis. Lembre-se de que a variedade e o equilíbrio são fundamentais em uma dieta nutritiva.

É recomendado que você consulte um profissional de saúde, como um nutricionista, para obter orientações personalizadas de acordo com suas necessidades e objetivos individuais. Um nutricionista pode auxiliar na elaboração de um plano alimentar adequado, considerando suas preferências, restrições alimentares e estilo de vida.

Lembre-se de que uma alimentação saudável não se trata apenas de contar calorias, mas sim de fornecer ao corpo os nutrientes necessários para funcionar adequadamente. Ao adotar uma abordagem equilibrada e variada, você estará promovendo não apenas a perda de peso, mas também a saúde e o bem-estar em geral.

Esteja aberto para descobrir novos alimentos, experimentar receitas saudáveis e aprender a apreciar os benefícios de uma alimentação nutritiva. Juntos, vamos explorar o mundo dos alimentos e transformar sua relação com a comida em uma experiência positiva e gratificante.

4. Técnicas Para Reduzir Calorias

Quando se trata de alcançar uma perda de peso saudável, reduzir a ingestão calórica pode ser uma estratégia eficaz. Aqui estão algumas técnicas que podem ajudar a reduzir o consumo de calorias de forma sustentável:

1. Controle das porções: Monitorar o tamanho das porções é fundamental. Use pratos menores, evite repetições e

aprenda a reconhecer o tamanho adequado das porções. Comer conscientemente, saboreando cada mordida e prestando atenção aos sinais de saciedade, pode ajudar a evitar excessos.

2. Aumento da ingestão de vegetais: Os vegetais são ricos em nutrientes e fibras, fornecendo volume e saciedade com poucas calorias. Priorize o consumo de vegetais em todas as refeições, seja em saladas, sopas, refogados ou como acompanhamentos. Eles podem ajudar a reduzir a quantidade de calorias consumidas sem comprometer a saciedade.

3. Substituições inteligentes: Faça substituições inteligentes para reduzir o teor calórico de suas refeições. Por exemplo, opte por versões integrais de alimentos, como pães e massas integrais em vez de refinados. Escolha opções com baixo teor de gordura, como laticínios desnatados em vez de integrais, e procure alternativas mais saudáveis para petiscos e doces, como frutas frescas em vez de alimentos processados.

4. Moderação no consumo de alimentos processados: Alimentos processados geralmente são ricos em calorias vazias, gorduras trans, açúcares adicionados e sódio. Reduza o consumo de alimentos como refrigerantes, salgadinhos, bolos, biscoitos e fast food. Prefira alimentos frescos e minimamente processados,

preparados em casa, para ter um maior controle sobre os ingredientes e as calorias consumidas.

5. Bebidas calóricas: Bebidas açucaradas, como refrigerantes, sucos industrializados e bebidas energéticas, podem contribuir significativamente para a ingestão calórica diária. Opte por água, chá sem açúcar, café sem adição de açúcar ou outras opções de baixa caloria. Essa simples troca pode fazer uma grande diferença na redução de calorias.

6. Planejamento de refeições: Planejar suas refeições com antecedência pode ajudar a controlar melhor as calorias consumidas. Monte um cardápio semanal, incluindo refeições equilibradas e lanches saudáveis. Fazer compras com uma lista pré-definida também ajuda a evitar compras impulsivas de alimentos calóricos.

7. Atenção aos métodos de preparação: Preste atenção aos métodos de preparação dos alimentos. Opte por técnicas culinárias mais saudáveis, como grelhados, assados, cozidos no vapor ou refogados, em vez de frituras ou preparações com muito óleo. Use ervas, temperos e especiarias para adicionar sabor aos pratos, em vez de molhos e condimentos calóricos.

Lembre-se de que é importante manter uma abordagem equilibrada e saudável ao reduzir calorias. Aqui estão algumas dicas adicionais para ajudar nesse processo:

1. Inclua proteínas magras: As proteínas magras ajudam a promover a saciedade e preservar a massa muscular durante a perda de peso. Inclua fontes de proteínas magras em suas refeições, como carnes magras, peixes, aves, leguminosas, ovos e laticínios com baixo teor de gordura. Elas ajudam a manter a sensação de saciedade por mais tempo e auxiliam na reparação e construção muscular.

2. Aumente a ingestão de fibras: As fibras são nutrientes que proporcionam saciedade e ajudam na regulação do sistema digestivo. Elas estão presentes em alimentos como frutas, vegetais, grãos integrais, leguminosas, sementes e nozes. Aumentar a ingestão de fibras pode ajudar a reduzir o consumo de calorias, pois elas ocupam espaço no estômago, retardam a digestão e auxiliam no controle do apetite.

3. Faça refeições balanceadas: Procure montar refeições balanceadas que incluam uma variedade de alimentos nutritivos. Uma refeição equilibrada deve conter uma fonte de proteína magra, carboidratos complexos, vegetais e uma pequena quantidade de gordura saudável. Isso garantirá um aporte adequado de nutrientes e ajudará a evitar desejos por alimentos calóricos.

4. Preste atenção nas suas emoções: Muitas vezes, o consumo excessivo de calorias está relacionado a

fatores emocionais, como estresse, tédio ou tristeza. Esteja atento às suas emoções ao comer e procure outras formas saudáveis de lidar com elas, como praticar exercícios físicos, meditar, buscar apoio emocional ou praticar hobbies que proporcionem prazer e satisfação.

5. Pratique atividade física regularmente: Além da redução de calorias na alimentação, a prática regular de exercícios físicos é fundamental para a perda de peso e manutenção de um estilo de vida saudável. O exercício ajuda a aumentar o gasto calórico, melhorar o metabolismo e promover a queima de gordura. Escolha atividades que você goste e sejam adequadas ao seu nível de condicionamento físico.

Lembre-se de que cada pessoa é única, e é importante adaptar essas técnicas de redução de calorias de acordo com suas necessidades e objetivos individuais. Se possível, busque a orientação de um profissional de saúde, como um nutricionista, para receber uma orientação personalizada e apoio ao longo do processo de redução de calorias.

5. Planejando as Refeições

O planejamento das refeições é uma estratégia eficaz para garantir uma alimentação equilibrada, saudável e adequada às suas necessidades individuais. Ao planejar suas refeições com antecedência, você tem maior controle sobre os alimentos consumidos, pode fazer escolhas mais conscientes e evitar decisões impulsivas que podem levar ao consumo de alimentos calóricos e pouco nutritivos.

Aqui estão alguns passos para ajudar no planejamento das refeições:

1. Estabeleça metas e objetivos: Defina seus objetivos em relação à alimentação, seja perder peso, adotar uma dieta mais equilibrada, aumentar a ingestão de determinados nutrientes ou qualquer outro objetivo específico. Isso irá orientar suas escolhas alimentares e ajudá-lo a focar nas refeições que contribuem para alcançar essas metas.

2. Monte um cardápio semanal: Comece planejando as refeições para a semana inteira. Considere o café da manhã, almoço, jantar e lanches. Leve em consideração sua rotina diária, horários de trabalho, atividades físicas e outras obrigações. Monte um cardápio equilibrado que inclua todos os grupos alimentares e varie os alimentos ao longo da semana.

3. Liste os alimentos necessários: Com base no cardápio semanal, faça uma lista de compras com todos os alimentos necessários para preparar as refeições planejadas. Isso ajudará você a comprar apenas o que é necessário, evitará desperdícios e facilitará a organização da despensa e da geladeira.

4. Prepare as refeições com antecedência: Se possível, dedique um tempo para preparar as refeições com antecedência. Você pode cozinhar uma quantidade maior de alimentos e armazená-los em porções individuais para facilitar o consumo ao longo da semana. Isso economiza tempo e evita a tentação de recorrer a alimentos pouco saudáveis por falta de opções prontas.

5. Priorize refeições equilibradas: Certifique-se de que suas refeições sejam equilibradas, incluindo fontes de proteínas magras, carboidratos complexos, vegetais e uma pequena quantidade de gorduras saudáveis. Isso fornecerá os nutrientes necessários para o funcionamento adequado do organismo, promoverá a saciedade e evitará desejos por alimentos calóricos.

6. Varie as receitas: Experimente novas receitas e varie os alimentos para evitar o tédio alimentar. Isso tornará as refeições mais interessantes e prazerosas. Procure inspirações em livros de receitas, sites especializados ou aplicativos de culinária saudável. Envolva-se no processo de preparação das refeições e divirta-se

explorando novos sabores e combinações de ingredientes.

7. Esteja preparado para imprevistos: Mesmo com o planejamento das refeições, imprevistos podem acontecer. Tenha sempre opções saudáveis à mão para lanches ou refeições rápidas, como frutas frescas, iogurtes, castanhas, barras de cereais saudáveis ou sanduíches preparados com ingredientes nutritivos. Ter opções práticas e saudáveis disponíveis ajudará a evitar recorrer a alimentos processados e menos saudáveis em momentos de correria ou falta de tempo.

8. Aproveite os benefícios do congelamento: O congelamento de alimentos preparados pode ser uma estratégia útil para garantir refeições saudáveis mesmo em dias agitados. Prepare porções extras de refeições saudáveis e congele para utilizá-las em momentos em que você não tiver tempo ou disposição para cozinhar.

9. Esteja aberto a ajustes: Lembre-se de que o planejamento das refeições é flexível e pode ser ajustado conforme necessário. Esteja aberto a adaptar o cardápio semanal de acordo com eventos, mudanças de horários ou preferências pessoais. O importante é manter o equilíbrio e fazer escolhas conscientes.

10. Busque variedade e prazer: Ao planejar suas refeições, busque incluir uma variedade de alimentos nutritivos para garantir um aporte adequado de nutrientes. Explore

diferentes ingredientes, especiarias e métodos de preparo para tornar as refeições mais saborosas e prazerosas. A alimentação saudável não precisa ser monótona e sem graça.

O planejamento das refeições é uma ferramenta poderosa para ajudar a manter uma alimentação saudável e atingir seus objetivos de saúde e dieta. Ele permite que você tenha maior controle sobre os alimentos consumidos, evite escolhas impulsivas e garanta refeições equilibradas e nutritivas ao longo da semana. Ao dedicar um tempo para planejar e preparar suas refeições, você estará investindo em sua saúde, bem-estar e controle de peso a longo prazo.

6. Nutrição Inteligente

A nutrição inteligente envolve fazer escolhas alimentares conscientes e equilibradas para promover a saúde e o bem-estar. É uma abordagem que vai além de apenas contar calorias ou restringir certos alimentos, buscando uma alimentação adequada em termos de nutrientes e qualidade dos alimentos consumidos.

Aqui estão os princípios fundamentais da nutrição

inteligente:

1. Equilíbrio nutricional: A nutrição inteligente busca alcançar um equilíbrio adequado entre os diferentes grupos de alimentos, garantindo a ingestão de carboidratos, proteínas, gorduras saudáveis, vitaminas, minerais e fibras. É importante incluir uma variedade de alimentos de diferentes grupos para obter todos os nutrientes essenciais necessários ao bom funcionamento do organismo.

2. Alimentos integrais e minimamente processados: Priorizar alimentos integrais e minimamente processados é uma parte essencial da nutrição inteligente. Esses alimentos são mais nutritivos e contêm menos aditivos, conservantes e açúcares adicionados. Opte por grãos integrais, frutas, legumes, verduras, carnes magras, peixes, laticínios com baixo teor de gordura, leguminosas e nozes.

3. Variedade de alimentos: A nutrição inteligente valoriza a variedade de alimentos em sua dieta. Cada alimento traz diferentes nutrientes e fitoquímicos benéficos para o organismo. Ao consumir uma variedade de alimentos, você garante uma ingestão mais completa, melhorando a saúde e prevenindo deficiências nutricionais.

4. Controle das porções: A nutrição inteligente envolve o controle adequado das porções para evitar excessos. É importante prestar atenção ao tamanho das porções e

comer até sentir-se satisfeito, não até se sentir empanturrado. Conhecer e respeitar os sinais de fome e saciedade é essencial para manter um equilíbrio calórico adequado.

5. Hidratação adequada: Beber água regularmente é parte integrante da nutrição inteligente. A hidratação adequada ajuda no funcionamento adequado do corpo, na digestão, na absorção de nutrientes e na eliminação de toxinas. É recomendado consumir pelo menos 8 copos de água por dia, mas as necessidades podem variar dependendo de fatores individuais.

6. Alimentação consciente: A nutrição inteligente envolve estar consciente do que se come e como se come. Isso inclui comer devagar, saborear cada mordida, prestar atenção aos sinais de fome e saciedade, evitar distrações durante as refeições (como televisão ou celular) e comer de forma intuitiva, respeitando as necessidades e preferências individuais.

7. Planejamento de refeições: Planejar as refeições com antecedência é uma estratégia importante da nutrição inteligente. Isso permite fazer escolhas alimentares mais conscientes, garantir uma alimentação equilibrada e evitar decisões impulsivas. O planejamento de refeições também facilita a compra de alimentos saudáveis e evita desperdícios.

8. Adaptação às necessidades individuais: Cada pessoa é

única, e a nutrição inteligente leva em consideração as necessidades individuais. Isso inclui fatores como idade, sexo, nível de atividade física, condições de saúde e metas pessoais. É importante adaptar a alimentação de acordo com essas necessidades específicas, buscando orientação de um profissional de saúde, como um nutricionista, se necessário.

9. Consciência dos alimentos processados: A nutrição inteligente envolve limitar o consumo de alimentos processados, que geralmente são ricos em açúcares adicionados, gorduras trans e aditivos. Esses alimentos têm baixo valor nutricional e podem contribuir para problemas de saúde a longo prazo. Opte por alimentos frescos e minimamente processados sempre que possível.

10. Educação alimentar contínua: A nutrição inteligente valoriza a educação alimentar contínua. Buscar informações sobre nutrição, aprender sobre os benefícios dos diferentes alimentos, ler rótulos de alimentos e estar atualizado com as últimas pesquisas em nutrição são aspectos importantes para fazer escolhas alimentares informadas e saudáveis.

11. Autoconhecimento e flexibilidade: A nutrição inteligente envolve o autoconhecimento e a flexibilidade para adaptar a alimentação de acordo com as necessidades e preferências individuais. Nem sempre é possível

seguir um plano alimentar rigidamente, e é importante ter flexibilidade para desfrutar de ocasionais alimentos menos saudáveis sem culpa ou restrições excessivas.

12. Bem-estar além da alimentação: A nutrição inteligente reconhece que a saúde e o bem-estar vão além da alimentação. Uma abordagem holística inclui também a prática regular de atividade física, sono adequado, gerenciamento do estresse, relações sociais saudáveis e cuidados com a saúde mental.

A nutrição inteligente é um estilo de vida que valoriza a qualidade dos alimentos, a variedade, o equilíbrio e a consciência alimentar. Ao adotar esse estilo de alimentação, você estará promovendo a saúde, prevenindo doenças e desfrutando de uma vida equilibrada e plena. Lembre-se de que pequenas mudanças consistentes e sustentáveis são a chave para uma nutrição inteligente ao longo da vida.

7. Alimentos para Emagrecer

Ao buscar o emagrecimento de forma saudável, é importante escolher alimentos que sejam nutritivos, saciantes e contribuam para o controle do peso. Aqui estão alguns alimentos que podem ser incluídos em uma dieta voltada para o emagrecimento:

1. Vegetais não amiláceos: Vegetais como brócolis, couve-flor, espinafre, couve, abobrinha, cenoura, pimentão e tomate são ricos em fibras, vitaminas e minerais, e possuem poucas calorias. Eles podem ser consumidos em grandes quantidades, fornecendo saciedade e nutrientes importantes.

2. Frutas: Frutas frescas são ótimas opções para incluir na dieta de emagrecimento. Elas são ricas em fibras, vitaminas e antioxidantes. Maçãs, peras, laranjas, morangos, mirtilos, framboesas e melancias são exemplos de frutas com baixo teor calórico e alto teor de água, o que as torna satisfatórias.

3. Proteínas magras: As proteínas são nutrientes essenciais para a manutenção da massa muscular e proporcionam maior saciedade. Fontes de proteínas magras incluem peixes como salmão, tilápia e atum, frango, peru, ovos, iogurte grego, queijo cottage, tofu e leguminosas como feijão, lentilha e grão-de-bico.

4. Grãos integrais: Os grãos integrais são ricos em fibras, o que ajuda a proporcionar saciedade. Opções como arroz integral, quinoa, aveia, cevada, trigo sarraceno e pães e massas integrais são alternativas mais nutritivas do que seus equivalentes refinados.

5. Gorduras saudáveis: Embora a redução do consumo de gorduras seja geralmente recomendada para o emagrecimento, é importante incluir gorduras saudáveis em quantidades moderadas na dieta. Opções saudáveis incluem abacate, nozes, amêndoas, sementes de chia, sementes de linhaça, azeite de oliva extravirgem e óleo de coco.

6. Laticínios com baixo teor de gordura: Laticínios com baixo teor de gordura, como leite desnatado, iogurte grego e queijos magros, são fontes de cálcio e proteínas, fornecendo nutrientes importantes com menor teor calórico.

7. Leguminosas: Feijões, lentilhas, grão-de-bico e outras leguminosas são ricas em fibras, proteínas e carboidratos complexos. Elas proporcionam saciedade duradoura e são opções saudáveis para incluir em refeições e saladas.

8. Chá verde: O chá verde é conhecido por suas propriedades antioxidantes e termogênicas. Ele pode auxiliar no aumento do metabolismo e na queima de gordura. Além disso, é uma bebida com baixo teor calórico que pode substituir outras bebidas calóricas.

É importante ressaltar que o emagrecimento saudável não se resume apenas aos alimentos mencionados acima. Uma dieta equilibrada e um estilo de vida saudável envolvem uma variedade de alimentos em quantidades adequadas, combinados com a prática regular de atividade física e uma boa hidratação. Além disso, é importante considerar as preferências individuais, restrições alimentares e necessidades específicas.

Para alcançar melhores resultados no processo de emagrecimento, é recomendado seguir algumas estratégias alimentares:

1. Controle das porções: Monitorar o tamanho das porções é fundamental para evitar o consumo excessivo de calorias. Use pratos menores, preste atenção à fome e à saciedade, e pratique o hábito de mastigar devagar para ajudar no controle das porções.

2. Equilíbrio nutricional: Certifique-se de incluir todos os grupos de alimentos em suas refeições. Isso significa combinar carboidratos complexos, proteínas magras, gorduras saudáveis, legumes, frutas e laticínios em proporções adequadas para garantir um aporte nutricional completo.

3. Alimentos processados e açúcares: Reduza o consumo de alimentos processados, ricos em gorduras trans, açúcares adicionados e aditivos. Opte por alimentos naturais e minimamente processados, evitando bebidas açucaradas e alimentos ultraprocessados.

4. Planejamento das refeições: Faça um planejamento semanal das refeições, incluindo opções saudáveis e

equilibradas. Isso ajudará a evitar decisões impulsivas e facilitará a adesão a uma dieta balanceada.

5. Hidratação adequada: Beba água regularmente ao longo do dia para manter a hidratação. A água é essencial para o bom funcionamento do organismo e pode ajudar a controlar o apetite.

6. Evite restrições excessivas: Embora seja importante ter controle sobre a quantidade e a qualidade dos alimentos, evitar restrições excessivas pode ajudar a manter uma relação saudável com a comida. Permita-se desfrutar de pequenas indulgências ocasionalmente, desde que seja de forma equilibrada e moderada.

7. Acompanhamento profissional: Consultar um nutricionista pode ser muito útil para desenvolver um plano alimentar personalizado, considerando suas necessidades individuais, preferências e metas de emagrecimento.

Lembre-se de que o emagrecimento saudável é um processo gradual e sustentável. Adotar uma alimentação equilibrada, praticar atividade física regularmente e manter um estilo de vida saudável são as chaves para alcançar e manter um peso saudável ao longo do tempo.

8. A Arte de Comer Conscientemente

A prática de comer conscientemente envolve estar presente no momento durante as refeições, prestando atenção aos sinais do corpo, às sensações e ao ambiente ao redor. É uma abordagem que visa cultivar uma relação saudável com a comida, promover a consciência dos hábitos alimentares e desfrutar plenamente da experiência de comer.

Aqui estão alguns aspectos importantes da arte de comer conscientemente:

1. Conexão mente-corpo: Comer conscientemente é uma prática que busca estabelecer uma conexão entre a mente e o corpo durante as refeições. Isso envolve sintonizar-se com as sensações físicas de fome, saciedade e com o modo como os alimentos afetam o corpo. Ao estar presente no momento, você pode responder às necessidades do seu corpo de forma adequada.

2. Saborear cada mordida: Aproveitar o ato de comer de forma plena e consciente é essencial. Ao saborear cada mordida, você se permite apreciar os sabores, texturas e aromas dos alimentos. Mastigar lentamente, prestando atenção à consistência dos alimentos, ajuda a aumentar a saciedade e melhora a digestão.

3. Prestar atenção aos sinais de fome e saciedade: A prática de comer conscientemente envolve a habilidade de reconhecer os sinais de fome e saciedade do corpo. Antes de comer, pergunte-se se está realmente com fome ou se há outra razão para querer comer, como tédio, estresse ou emoções. Durante a refeição, preste atenção às sensações de saciedade e pare de comer quando estiver satisfeito, não esperando até se sentir completamente cheio.

4. Apreciar a diversidade dos alimentos: A arte de comer conscientemente também envolve apreciar a diversidade dos alimentos e a variedade de sabores e texturas que eles oferecem. Ao experimentar diferentes alimentos e combinações, você pode descobrir novos prazeres culinários e expandir sua alimentação para incluir uma variedade de nutrientes importantes.

5. Eliminar distrações: Para comer conscientemente, é importante eliminar distrações durante as refeições. Desligue a televisão, coloque o celular de lado e dedique-se inteiramente à experiência de comer. Isso permite que você se concentre nos alimentos, nas sensações e nas conversas à mesa, promovendo uma conexão mais profunda com o processo de alimentação.

6. Autoaceitação e compaixão: A arte de comer conscientemente também envolve o cultivo da autoaceitação e da compaixão em relação à

alimentação. Evite julgamentos negativos sobre os alimentos que você consome e sobre si mesmo. Permita-se desfrutar de prazeres culinários sem culpa, encontrando um equilíbrio saudável entre as escolhas alimentares e o autocuidado.

7. Praticar o autoconhecimento: A prática de comer conscientemente pode ser uma jornada de autoconhecimento. Ao prestar atenção às suas preferências, necessidades e reações individuais aos alimentos, você pode desenvolver uma relação mais intuitiva com a comida. Aprenda a identificar quais alimentos fazem você se sentir bem, quais lhe fornecem energia e quais podem causar desconforto ou desequilíbrios.

8. Cultivar a gratidão: A prática de comer conscientemente também envolve cultivar a gratidão pelos alimentos que você tem à sua disposição. Aprecie a jornada que os alimentos percorrem desde o plantio até chegar ao seu prato, valorizando os agricultores, produtores e todos os envolvidos no processo de alimentação. Ao reconhecer a abundância e a nutrição que os alimentos oferecem, você desenvolve um senso de gratidão e conexão mais profundos.

9. Responsabilidade ambiental: A alimentação consciente também leva em consideração a responsabilidade ambiental. Faça escolhas que sejam sustentáveis e

respeitem o meio ambiente, optando por alimentos orgânicos, locais e de origem ética. Reduza o desperdício e busque formas de contribuir para um sistema alimentar mais saudável e sustentável.

10. Autocuidado e equilíbrio: Por fim, a arte de comer conscientemente envolve praticar o autocuidado e buscar o equilíbrio em relação à alimentação. Isso significa encontrar um equilíbrio entre desfrutar dos prazeres culinários, fazer escolhas saudáveis e nutrir o seu corpo de forma adequada. Aprenda a ouvir as necessidades do seu corpo e respeite-as, encontrando um equilíbrio que promova o bem-estar físico e emocional.

Ao praticar a arte de comer conscientemente, você desenvolve uma relação mais saudável, equilibrada e prazerosa com a comida. Essa abordagem não apenas contribui para o emagrecimento saudável, mas também promove a saúde, a satisfação e o bem-estar geral. Ao estar presente no momento, saborear cada mordida e respeitar os sinais do seu corpo, você nutre não apenas o seu corpo, mas também a sua mente e alma.

A arte de comer conscientemente é um convite para se relacionar com a comida de forma mais consciente, apreciativa e equilibrada. Essa prática pode ajudar a desenvolver uma relação saudável com a alimentação, promover a consciência dos sinais do corpo e contribuir para uma maior satisfação e bem-estar no momento de se alimentar.

9. Exercícios Físicos para Potencializar o Emagrecimento

A prática regular de exercícios físicos desempenha um papel fundamental no processo de emagrecimento saudável. Além de ajudar a queimar calorias, os exercícios também fortalecem os músculos, aumentam o metabolismo e promovem uma série de benefícios para a saúde. Aqui estão alguns tipos de exercícios físicos que podem potencializar o emagrecimento:

1. Treinamento cardiovascular: Os exercícios cardiovasculares são excelentes para queimar calorias e aumentar o condicionamento físico. Essas atividades, como corrida, caminhada, ciclismo, natação, dança e aeróbica, elevam a frequência cardíaca e ajudam a melhorar a capacidade do corpo de utilizar a gordura como fonte de energia.

2. Treinamento de força: O treinamento de força, também conhecido como musculação, é essencial para o emagrecimento, pois ajuda a construir massa muscular

magra. Quanto maior a quantidade de massa muscular no corpo, maior será o gasto calórico em repouso. Além disso, o treinamento de força contribui para um corpo mais tonificado e ajuda a melhorar a postura e a resistência física.

3. Treinamento intervalado de alta intensidade (HIIT): O HIIT é uma forma de exercício que alterna períodos de alta intensidade com períodos de recuperação ativa. Esse tipo de treinamento ajuda a queimar calorias de forma eficiente, aumentando o metabolismo e promovendo o emagrecimento. Exemplos de exercícios HIIT incluem sprints, saltos, agachamentos e burpees.

4. Atividades de alta intensidade: Além do HIIT, outras atividades de alta intensidade, como boxe, kickboxing, circuitos de treinamento funcional e aulas de dança intensas, também são ótimas opções para potencializar o emagrecimento. Essas atividades desafiam o corpo, aceleram o metabolismo e queimam calorias de forma eficaz.

5. Atividades aeróbicas de baixo impacto: Nem todos os exercícios precisam ser de alta intensidade. Atividades aeróbicas de baixo impacto, como caminhadas, pedaladas leves, hidroginástica e ioga, também podem contribuir para o emagrecimento. Essas atividades são mais suaves para as articulações e podem ser praticadas por pessoas de diferentes níveis de

condicionamento físico.

6. Incorporação de atividades no dia a dia: Além dos treinos formais, é importante incorporar atividades físicas no dia a dia. Opte por subir escadas em vez de usar o elevador, caminhar ou pedalar para realizar tarefas simples, estacionar o carro um pouco mais longe e fazer pequenas pausas para alongamento durante o trabalho. Essas pequenas ações somam-se ao gasto calórico total do dia.

7. Buscar orientação profissional: Para obter os melhores resultados, é recomendado buscar orientação profissional, como um educador físico ou personal trainer, que possa criar um programa de exercícios adequado às suas necessidades e objetivos. Um profissional qualificado pode ajudar a definir o tipo de exercício, a frequência, a duração e a intensidade ideais para o seu caso específico.

8. Exercícios de resistência: Além do treinamento de força tradicional, exercícios de resistência como pilates, ioga com pesos, treinamento com elásticos e exercícios de peso corporal também são eficazes para potencializar o emagrecimento. Esses exercícios ajudam a fortalecer os músculos, melhorar a postura e aumentar a resistência física.

9. Atividades de lazer ativas: Aproveite as atividades de lazer para se movimentar e queimar calorias. Praticar

esportes como futebol, basquete, tênis ou qualquer outra atividade que você goste pode ser uma ótima maneira de se exercitar enquanto se diverte. Além disso, opte por passeios ao ar livre, como caminhadas, corridas ou passeios de bicicleta, que também são benéficos para o emagrecimento.

10. Flexibilidade e alongamento: Embora o foco principal esteja na queima de calorias, não devemos negligenciar a importância da flexibilidade e do alongamento. Atividades como ioga, pilates e alongamentos ajudam a melhorar a postura, a flexibilidade muscular e a prevenir lesões. Além disso, essas práticas promovem relaxamento e bem-estar, contribuindo para uma abordagem holística do emagrecimento.

11. Consistência e progressão: Para obter os melhores resultados no emagrecimento, é essencial manter a consistência na prática de exercícios físicos e progredir gradualmente ao longo do tempo. Comece com exercícios adequados ao seu nível de condicionamento físico e, à medida que se sentir mais confortável e condicionado, aumente a intensidade, a duração ou a frequência dos treinos. A progressão gradual evita lesões e permite que seu corpo se adapte de forma saudável.

12. Atenção à recuperação: Não se esqueça da importância da recuperação adequada após os exercícios. Descanse

o suficiente, dê tempo para o seu corpo se recuperar e repare os tecidos musculares. A recuperação adequada inclui uma boa noite de sono, alimentação adequada e hidratação, além de atividades de recuperação ativa, como alongamentos suaves ou massagens.

Lembre-se de que é importante começar os exercícios de forma gradual, respeitando seus limites e ouvindo o seu corpo. Uma abordagem equilibrada, combinando diferentes tipos de exercícios e respeitando o descanso, é essencial para evitar lesões e promover resultados duradouros. O emagrecimento saudável é um processo que requer paciência, consistência e uma abordagem personalizada.

10. Lidando com os Desafios

Durante o processo de emagrecimento, é comum encontrar desafios que podem dificultar a jornada. No entanto, ao estar preparado e adotar estratégias adequadas, é possível superá-los e manter-se firme no objetivo de alcançar um peso saudável. Aqui estão algumas orientações para lidar com os desafios durante o processo de emagrecimento:

1. Estabeleça metas realistas: É importante definir metas de emagrecimento realistas e alcançáveis. Evite expectativas irreais de perda de peso rápida ou de um corpo perfeito. Defina metas que sejam sustentáveis, levando em consideração o seu estilo de vida, condições de saúde e outros fatores individuais.

2. Mantenha-se motivado: Encontre formas de manter-se motivado ao longo do processo de emagrecimento. Isso pode incluir o acompanhamento do seu progresso, o registro dos seus sucessos, a busca de apoio de familiares ou amigos, a definição de recompensas não alimentares para marcos alcançados e a busca de inspiração em histórias de sucesso de outras pessoas.

3. Lide com as emoções e o estresse: É comum que as emoções desempenhem um papel importante durante o processo de emagrecimento. Reconheça e lide com emoções como ansiedade, tédio, tristeza ou estresse de maneiras saudáveis, como praticando atividades relaxantes, encontrando outras formas de lidar com o estresse, buscando apoio emocional e evitando o uso da comida como uma forma de conforto emocional.

4. Supere os obstáculos alimentares: Enfrente os obstáculos alimentares que podem surgir no caminho. Isso inclui a tentação de alimentos não saudáveis, eventos sociais que envolvam comida, o desejo por alimentos calóricos e outros desafios alimentares.

Planeje-se com antecedência, encontre alternativas saudáveis, pratique o controle de porções e desenvolva estratégias para lidar com situações desafiadoras sem comprometer seus objetivos de emagrecimento.

5. Busque apoio e orientação profissional: Se você está enfrentando desafios significativos no processo de emagrecimento, considere buscar apoio e orientação profissional. Um nutricionista, um educador físico, um psicólogo ou um médico especializado em emagrecimento podem fornecer orientações personalizadas, ajudar a identificar possíveis obstáculos e fornecer estratégias específicas para superá-los.

6. Aprenda com os deslizes: Em vez de se sentir derrotado por deslizes ocasionais, encare-os como oportunidades de aprendizado. Entenda que o progresso não é linear e que deslizes são normais. Analise o que levou ao deslize, aprenda com a experiência e siga em frente, renovando o compromisso com seus objetivos de emagrecimento.

7. Pratique a autocompaixão: Seja gentil consigo mesmo ao enfrentar os desafios do emagrecimento. Evite se criticar ou se julgar duramente por pequenos contratempos. Cultive a autocompaixão, entendendo que é normal enfrentar dificuldades e que cada dia é uma nova oportunidade para fazer escolhas saudáveis.

8. Celebre as conquistas: Reconheça e celebre suas

conquistas ao longo do processo de emagrecimento. Cada passo em direção ao seu objetivo é uma vitória, seja ela grande ou pequena. Aprenda a valorizar e apreciar seu progresso, reforçando uma mentalidade positiva e fortalecendo sua motivação para continuar.

9. Aprenda com os fracassos: No caminho do emagrecimento, é possível enfrentar fracassos e momentos de dificuldade. Em vez de se deixar abater por eles, encare-os como oportunidades de aprendizado. Analise o que não deu certo, identifique possíveis ajustes a serem feitos e use essas experiências como uma oportunidade de crescimento e melhoria.

10. Cultive o autocuidado: Além de focar na alimentação e nos exercícios físicos, lembre-se de cultivar o autocuidado em outras áreas da sua vida. Isso inclui dedicar tempo para descansar, relaxar, praticar hobbies que tragam prazer, buscar equilíbrio entre o trabalho e a vida pessoal, cuidar da saúde mental e emocional, e desenvolver estratégias para lidar com o estresse de maneira saudável.

11. Esteja preparado para recaídas: Durante o processo de emagrecimento, é normal enfrentar recaídas, momentos em que você pode voltar a velhos hábitos pouco saudáveis. Ao invés de se desencorajar, use essas recaídas como oportunidades para refletir, aprender e

retomar o compromisso com seus objetivos. Lembre-se de que uma recaída não define o seu progresso e que você pode sempre recomeçar.

12. Mantenha o foco no bem-estar geral: Lembre-se de que o emagrecimento saudável vai além da balança. Mantenha o foco no seu bem-estar geral, incluindo aspectos como qualidade do sono, equilíbrio emocional, níveis de energia, saúde cardiovascular e mental. Valorize os benefícios que vão além da estética e se concentre em construir um estilo de vida saudável e sustentável a longo prazo.

13. Tenha paciência e perseverança: O processo de emagrecimento saudável requer paciência e perseverança. Mudanças duradouras não acontecem da noite para o dia, e é importante estar preparado para enfrentar altos e baixos ao longo do caminho. Mantenha-se comprometido com seus objetivos, mesmo quando os resultados demorarem a aparecer, e lembre-se de que cada esforço conta e contribui para o seu progresso.

Lidar com os desafios durante o processo de emagrecimento requer uma abordagem resiliente e flexível. Ao adotar estratégias adequadas, aprender com as dificuldades e manter o foco no seu bem-estar geral, você estará mais preparado para superar os obstáculos e alcançar um emagrecimento saudável e sustentável. Tenha em mente que cada passo dado em direção aos seus objetivos é um passo na direção certa, e que o importante é perseverar e continuar avançando.

11. Cuidando da Saúde Mental e Emocional

Durante o processo de emagrecimento, é essencial cuidar da saúde mental e emocional, pois o equilíbrio emocional desempenha um papel fundamental no bem-estar geral. Aqui estão algumas orientações para cuidar da saúde mental e emocional durante o processo de emagrecimento:

1. Pratique a autocompaixão: Cultive a autocompaixão e seja gentil consigo mesmo ao longo da jornada de emagrecimento. Evite a autocrítica e o perfeccionismo, entendendo que o processo pode ter altos e baixos. Aceite-se como você é, reconhecendo que todos nós temos momentos de dificuldade, e trate-se com bondade e compreensão.

2. Gerencie o estresse: O estresse pode afetar negativamente o processo de emagrecimento. Busque estratégias para gerenciar o estresse, como a prática de técnicas de relaxamento, meditação, ioga, exercícios respiratórios ou qualquer outra atividade que traga

tranquilidade e alívio emocional. Priorize o autocuidado e encontre maneiras saudáveis de lidar com o estresse, evitando recorrer à comida como forma de conforto.

3. Busque apoio social: Procure apoio social durante o processo de emagrecimento. Compartilhe seus objetivos e desafios com familiares, amigos ou grupos de apoio que possam oferecer suporte emocional. Compartilhar sua jornada com pessoas que compreendem suas lutas e triunfos pode ser encorajador e motivador.

4. Cultive hábitos de autocuidado: Reserve tempo para cuidar de si mesmo e praticar atividades que tragam prazer e relaxamento. Isso pode incluir hobbies, momentos de lazer, leitura, ouvir música, tomar um banho relaxante ou qualquer outra atividade que nutra sua saúde mental e emocional. Priorize o seu bem-estar e reserve momentos de autocuidado regularmente.

5. Busque equilíbrio: Equilibre as expectativas e compromissos em sua vida. O emagrecimento é apenas uma parte do seu bem-estar geral. Dedique-se também a outras áreas importantes, como relacionamentos, trabalho, lazer e hobbies. Encontre um equilíbrio entre suas metas de emagrecimento e as outras dimensões da sua vida, evitando sobrecarregar-se e priorizando seu bem-estar integral.

6. Procure ajuda profissional: Se necessário, busque ajuda de um profissional de saúde mental, como um psicólogo

ou terapeuta, para lidar com questões emocionais ou comportamentais relacionadas ao processo de emagrecimento. Um profissional qualificado pode fornecer apoio, orientação e estratégias específicas para lidar com desafios emocionais e desenvolver uma mentalidade saudável em relação ao emagrecimento.

7. Cultive pensamentos positivos: Pratique o cultivo de pensamentos positivos e construtivos em relação a si mesmo e ao seu processo de emagrecimento. Evite cair na armadilha da autodepreciação ou do pensamento negativo. Acredite em suas capacidades, reconheça suas conquistas e concentre-se nas mudanças positivas que está fazendo em sua vida.

8. Esteja presente no momento presente: Pratique a atenção plena e esteja presente no momento presente. Evite preocupar-se excessivamente com o futuro ou remoer o passado. Concentre-se nas escolhas saudáveis que pode fazer agora e aproveite o processo de emagrecimento como uma jornada de autodescoberta e crescimento pessoal.

Cuidar da saúde mental e emocional durante o processo de emagrecimento é fundamental para promover o equilíbrio, a autoaceitação e o bem-estar geral. Ao adotar estratégias de autocuidado, buscar apoio, cultivar pensamentos positivos e gerenciar o estresse, você estará fortalecendo sua saúde mental e emocional, tornando o processo de emagrecimento mais gratificante e sustentável. Lembre-se de que você é mais do que apenas o seu peso, e a jornada de emagrecimento deve ser encarada como um caminho para o seu bem-estar integral.

12. Superando os Obstáculos Sociais

Durante o processo de emagrecimento, é comum encontrar obstáculos sociais que podem dificultar o alcance dos seus objetivos. Pressões sociais, eventos sociais que envolvem comida e opiniões de outras pessoas podem afetar a sua motivação e autoconfiança. No entanto, é possível superar esses obstáculos e manter-se firme no seu caminho. Aqui estão algumas estratégias para superar os obstáculos sociais durante o processo de emagrecimento:

1. Esteja preparado: Antecipe os obstáculos sociais que podem surgir e esteja preparado para lidar com eles. Planeje com antecedência as estratégias que você usará em eventos sociais ou situações que possam apresentar desafios alimentares. Isso pode incluir trazer sua própria comida saudável, informar aos outros sobre suas escolhas alimentares ou encontrar maneiras de se

envolver em atividades não relacionadas à comida.

2. Comunique seus objetivos: Informe as pessoas ao seu redor sobre seus objetivos de emagrecimento e a importância que eles têm para você. Compartilhar suas intenções pode ajudar a obter apoio e compreensão daqueles ao seu redor. Explique que você está fazendo escolhas saudáveis para cuidar de si mesmo e que o apoio deles é valioso.

3. Encontre um parceiro de emagrecimento: Busque um amigo ou membro da família que também esteja em busca de um estilo de vida mais saudável. Ter um parceiro de emagrecimento pode ser uma ótima maneira de se apoiarem mutuamente, compartilhar experiências, trocar dicas e motivar um ao outro. Vocês podem enfrentar juntos os obstáculos sociais e celebrar as conquistas alcançadas.

4. Seja seletivo em eventos sociais: Não é necessário comparecer a todos os eventos sociais que envolvem comida. Selecione cuidadosamente as ocasiões em que você realmente deseja participar e que estejam alinhadas com seus objetivos de emagrecimento. Priorize eventos que promovam escolhas saudáveis ou busque alternativas saudáveis para aqueles que não estão alinhados com suas metas.

5. Seja assertivo: Aprenda a ser assertivo ao se comunicar com outras pessoas sobre suas escolhas alimentares.

Não se sinta pressionado a comer algo que não esteja em harmonia com seus objetivos apenas para agradar os outros. Seja gentil, mas firme, ao expressar suas preferências e explicar que você está se concentrando em uma alimentação saudável.

6. Encontre suporte online ou em grupos de apoio: A internet oferece uma ampla variedade de comunidades e grupos de apoio online relacionados ao emagrecimento e à saúde. Participar desses grupos pode ser uma ótima maneira de compartilhar experiências, obter dicas, encontrar motivação e receber apoio de pessoas que estão passando ou passaram por situações semelhantes.

7. Foque no seu próprio progresso: Lembre-se de que o emagrecimento é uma jornada pessoal e individual. Não compare o seu progresso com o de outras pessoas ao seu redor. Concentre-se em seus próprios objetivos e celebre cada conquista, por menor que seja. Seja gentil consigo mesmo e não se compare com os outros.

8. Reforce sua autoconfiança: Acredite em si mesmo e nas escolhas que você está fazendo em relação à sua saúde. Reforce sua autoconfiança lembrando-se de todas as conquistas que você já alcançou e dos desafios que superou. Tenha confiança em suas decisões e esteja ciente de que você está no controle de sua própria vida e bem-estar.

Superar os obstáculos sociais no processo de emagrecimento requer determinação, confiança e autocompaixão. Lembre-se de que você está no comando de suas escolhas e que o apoio de outras pessoas é valioso, mas a motivação final deve vir de dentro de você. Com persistência, estratégias adequadas e uma mentalidade positiva, você pode superar esses obstáculos e alcançar seus objetivos de emagrecimento de forma saudável e satisfatória.

13. O Papel da Autocompaixão no Emagrecimento

O papel da autocompaixão no processo de emagrecimento é essencial para uma abordagem saudável, equilibrada e sustentável. Muitas vezes, quando buscamos perder peso, somos duros e críticos conosco, o que pode levar a sentimentos de frustração, desmotivação e até mesmo a comportamentos prejudiciais à saúde. No entanto, ao cultivar a autocompaixão, podemos transformar nossa relação com o emagrecimento, promovendo uma abordagem mais positiva e compassiva em relação ao nosso corpo e à nossa jornada de perda de peso. Aqui estão alguns aspectos importantes sobre o papel da autocompaixão no emagrecimento:

1. Aceitação do corpo: A autocompaixão nos permite aceitar nosso corpo como ele é, reconhecendo que a

autoestima e o valor pessoal não estão relacionados apenas à nossa aparência física. Em vez de nos concentrarmos em ideais de beleza inatingíveis, aprendemos a amar e cuidar de nós mesmos, independentemente do peso ou da forma corporal. Isso cria uma base sólida para o emagrecimento baseado na saúde e no bem-estar, em vez de uma busca incessante pela perfeição física.

2. Compreensão dos desafios: A autocompaixão nos ajuda a reconhecer que o processo de emagrecimento pode ser difícil e repleto de desafios. Em vez de nos julgarmos por cada escorregão ou obstáculo encontrado, aprendemos a acolher nossas dificuldades com gentileza e compreensão. Isso nos permite aprender com os erros, ajustar nossa abordagem e continuar avançando em direção aos nossos objetivos.

3. Autocuidado em primeiro lugar: A autocompaixão nos lembra da importância do autocuidado durante o processo de emagrecimento. Em vez de nos privarmos ou nos castigarmos com dietas restritivas e excesso de exercício, aprendemos a nos nutrir de maneira adequada, a buscar uma alimentação equilibrada e a encontrar prazer em atividades físicas que nos fazem bem. Colocamos o bem-estar físico e emocional em primeiro lugar, cultivando um relacionamento saudável e equilibrado com a comida e com o movimento.

4. Gestão das emoções e do estresse: A autocompaixão nos ajuda a lidar de forma saudável com as emoções e o estresse relacionados ao emagrecimento. Ao invés de usar a comida como uma forma de conforto emocional, desenvolvemos habilidades para lidar com as emoções de maneira saudável, como buscar apoio social, praticar técnicas de relaxamento, cuidar do nosso bem-estar emocional e procurar maneiras alternativas de lidar com o estresse.

5. Valorização do progresso: A autocompaixão nos permite valorizar cada etapa do processo de emagrecimento, independentemente do resultado final. Ao invés de nos focarmos apenas no peso na balança, aprendemos a reconhecer e celebrar todas as pequenas conquistas ao longo do caminho. Isso nos mantém motivados, reforça uma mentalidade positiva e nos encoraja a continuar mesmo diante dos desafios.

Ao adotar a autocompaixão como uma parte integral do processo de emagrecimento, cultivamos uma relação saudável e amorosa com nós mesmos. Reconhecemos que somos seres humanos, suscetíveis a altos e baixos, e que merecemos nos tratar com gentileza, compaixão e respeito. O emagrecimento se torna uma jornada de autodescoberta, crescimento pessoal e transformação interna, que vai além da busca por um corpo magro, mas visa alcançar um equilíbrio saudável em todas as áreas da vida.

14. Monitorando o Progresso

O monitoramento do progresso é uma parte crucial do processo de emagrecimento, pois nos permite acompanhar e avaliar nossos resultados, identificar áreas de melhoria e manter a motivação ao longo da jornada. Ao monitorar o progresso, podemos fazer ajustes, celebrar conquistas e manter o foco em nossos objetivos. Aqui estão algumas estratégias para monitorar o progresso de forma eficaz:

1. Registre suas medidas: Comece registrando suas medidas corporais, como peso, circunferência da cintura, quadris, braços, pernas, entre outros. Anote essas medidas em um caderno, planilha ou aplicativo dedicado para acompanhar seu progresso ao longo do tempo. Lembre-se de que o peso não é o único indicador de progresso, então é importante considerar outras medidas também.

2. Tire fotos: Tire fotos do seu corpo de tempos em tempos para acompanhar visualmente as mudanças ao longo do processo de emagrecimento. Compare as fotos ao longo do tempo para observar as diferenças na aparência física e perceber as mudanças positivas que estão ocorrendo. Essas fotos podem servir como uma fonte de motivação e incentivo.

3. Mantenha um diário alimentar: Registre sua alimentação

diariamente em um diário alimentar. Anote os alimentos consumidos, as porções e as horas das refeições. Além disso, anote também suas emoções e sensações físicas associadas à alimentação. Isso ajuda a identificar padrões, comportamentos alimentares e hábitos que podem ser ajustados para alcançar um emagrecimento saudável.

4. Acompanhe a atividade física: Mantenha um registro das atividades físicas que você realiza regularmente. Anote o tipo de exercício, a duração e a intensidade. Isso ajuda a monitorar seu nível de atividade física, identificar padrões e ajustar seu programa de exercícios, se necessário. Acompanhar o progresso em termos de resistência, força e desempenho físico também pode ser motivador.

5. Utilize aplicativos ou tecnologia: Aproveite os recursos tecnológicos disponíveis, como aplicativos de monitoramento de exercícios, contagem de calorias e acompanhamento do progresso. Essas ferramentas facilitam o registro e a análise dos dados, fornecendo um panorama mais claro do seu progresso ao longo do tempo. Além disso, alguns aplicativos também oferecem recursos de lembrete, motivação e suporte.

6. Estabeleça metas alcançáveis: Defina metas de curto e longo prazo que sejam realistas e alcançáveis. Isso ajuda a manter o foco e a motivação. Divida suas metas

em etapas menores e comemore cada conquista ao longo do caminho. Acompanhe o progresso em relação a essas metas e ajuste-as, se necessário, para garantir que sejam desafiadoras, mas viáveis.

7. Avalie regularmente: Faça avaliações regulares do seu progresso, idealmente a cada duas semanas ou mensalmente. Analise os dados registrados, compare com as metas estabelecidas e reflita sobre as mudanças que ocorreram. Identifique áreas de sucesso e áreas que precisam ser melhoradas, e faça os ajustes necessários no seu plano de emagrecimento.

8. Busque apoio: Compartilhe seu progresso e resultados com pessoas de confiança, como familiares, amigos ou um profissional de saúde. Ter alguém para compartilhar seus sucessos, desafios e dúvidas pode ser encorajador e motivador. Além disso, receber apoio e feedback construtivo pode ajudar a manter a motivação e a perspectiva positiva.

Lembrando que o monitoramento do progresso deve ser encarado como uma ferramenta útil, não como uma fonte de pressão ou julgamento. É importante ter em mente que o emagrecimento é um processo individual e que cada pessoa progride em seu próprio ritmo. Acompanhar seu progresso de forma positiva e compassiva ajuda a manter a motivação, celebrar conquistas e ajustar o plano de emagrecimento conforme necessário.

15. Estratégias para Manutenção do Peso

Após alcançar seu objetivo de emagrecimento, é essencial adotar estratégias para a manutenção do peso. A manutenção bem-sucedida envolve a criação de um estilo de vida saudável e equilibrado, além de hábitos duradouros que promovam a saúde e evitem o reganho de peso. Aqui estão algumas estratégias para ajudar na manutenção do peso:

1. Alimentação equilibrada: Continue seguindo uma alimentação equilibrada, rica em alimentos nutritivos. Mantenha uma variedade de alimentos saudáveis em sua dieta, incluindo frutas, legumes, proteínas magras, grãos integrais e gorduras saudáveis. Evite alimentos altamente processados, ricos em açúcar e gorduras saturadas. Preste atenção nas porções e escute as necessidades do seu corpo.

2. Pratique a alimentação consciente: Continue praticando a alimentação consciente, prestando atenção aos sinais de fome e saciedade. Coma devagar, saboreie cada mordida e esteja presente durante as refeições. Isso ajuda a evitar comer em excesso e a desenvolver uma relação mais saudável com a comida.

3. Mantenha a atividade física regular: Continue se exercitando regularmente, encontrando atividades físicas que você goste e que sejam sustentáveis a longo

prazo. Busque uma combinação de exercícios aeróbicos, como caminhadas, corrida, natação, e exercícios de fortalecimento muscular, como musculação, pilates ou ioga. A atividade física não apenas ajuda a manter o peso, mas também traz benefícios para a saúde geral.

4. Acompanhe seu peso regularmente: Continue monitorando seu peso regularmente para identificar mudanças significativas. Manter um registro do seu peso ao longo do tempo pode ajudá-lo a identificar padrões e fazer ajustes na sua alimentação e atividade física, se necessário. Lembre-se de que pequenas flutuações no peso são normais e esperadas.

5. Tenha um plano de contingência: Esteja preparado para enfrentar situações desafiadoras que possam surgir, como eventos sociais, viagens ou momentos de estresse. Tenha um plano de contingência em mente, com estratégias para lidar com essas situações sem comprometer seus hábitos saudáveis. Isso pode incluir opções de refeições saudáveis, atividades físicas alternativas ou técnicas de gerenciamento de estresse.

6. Busque apoio social: Mantenha-se conectado com pessoas que apoiem seus objetivos de manutenção do peso. Compartilhe suas conquistas e desafios com familiares, amigos ou grupos de apoio. Ter um sistema de apoio encorajador pode ajudar a manter a motivação

e o compromisso com seus objetivos.

7. Cuide da saúde mental e emocional: Continue priorizando sua saúde mental e emocional. Gerencie o estresse, pratique técnicas de relaxamento, busque atividades que tragam prazer e cuide de suas necessidades emocionais. Lembre-se de que o equilíbrio emocional desempenha um papel importante na manutenção do peso.

8. Aprenda com os deslizes: Se você tiver um deslize ocasional, não se desanime. Aprenda com a situação, identifique possíveis gatilhos e use essa experiência como uma oportunidade de aprendizado e crescimento. Retome seus hábitos saudáveis o mais rápido possível, sem se culpar ou se punir.

9. Estabeleça metas realistas: Defina metas de manutenção do peso realistas e alcançáveis. Evite expectativas irrealistas de perfeição e reconheça que pequenos desvios fazem parte do processo. Concentre-se no progresso ao longo do tempo, em vez de se fixar em um número específico na balança.

10. Esteja comprometido a longo prazo: A manutenção do peso não é apenas sobre alcançar um objetivo, mas sim sobre a adoção de um estilo de vida saudável e sustentável. Esteja comprometido em manter os hábitos saudáveis que você desenvolveu ao longo do processo de emagrecimento. Lembre-se de que a manutenção do

peso é um processo contínuo e requer comprometimento a longo prazo.

Ao adotar essas estratégias, você estará fortalecendo seu compromisso com a manutenção do peso e promovendo uma vida saudável e equilibrada. Lembre-se de que cada pessoa é única e que o que funciona para uma pessoa pode não funcionar para outra. A chave é encontrar um equilíbrio que funcione para você e que seja sustentável a longo prazo.

16. Transformando a Vida Além do Emagrecimento

O processo de emagrecimento vai além da perda de peso físico, pois envolve uma transformação completa de estilo de vida e mentalidade. À medida que você trabalha para alcançar seus objetivos de emagrecimento, é importante reconhecer que essa jornada é uma oportunidade para transformar sua vida como um todo. Aqui estão algumas maneiras de aproveitar essa oportunidade e transformar sua vida além do emagrecimento:

1. Autoconhecimento: Durante o processo de emagrecimento, você tem a chance de se conectar

consigo mesmo de forma mais profunda. Preste atenção aos seus hábitos, emoções e pensamentos em relação à comida, ao exercício e ao seu corpo. Explore as razões pelas quais você se alimenta emocionalmente, identifique padrões autodestrutivos e trabalhe na construção de uma relação mais saudável e compassiva consigo mesmo.

2. Autoestima e confiança: À medida que você alcança seus objetivos de emagrecimento, sua autoestima e confiança aumentam. Reconheça suas realizações e celebre cada conquista ao longo do caminho. Concentre-se nas mudanças positivas que ocorreram não apenas em seu corpo, mas também em sua mente e espírito. Essa transformação interna refletirá em todos os aspectos da sua vida.

3. Equilíbrio e bem-estar: A transformação do emagrecimento não se trata apenas de um número na balança, mas também de encontrar equilíbrio e bem-estar em todos os aspectos da sua vida. Priorize a sua saúde física, emocional e mental. Cultive hábitos saudáveis, como uma alimentação equilibrada, atividade física regular, sono adequado, gerenciamento do estresse e cuidado com a saúde emocional.

4. Descoberta de novas paixões: À medida que você se empenha no emagrecimento, descubra novas atividades e paixões que tragam alegria e satisfação para a sua

vida. Experimente diferentes formas de exercício físico, como dança, artes marciais, ioga ou qualquer atividade que você se sinta motivado a praticar. Explore novos hobbies, interesses e áreas de estudo que ampliem seus horizontes e tragam uma sensação de realização.

5. Relacionamentos saudáveis: Use o processo de emagrecimento como uma oportunidade para avaliar seus relacionamentos. Busque conexões saudáveis e apoio de pessoas que compartilhem seus valores e objetivos. Cerque-se de indivíduos positivos, que incentivem seu crescimento e bem-estar. Desenvolva relacionamentos que se baseiem na empatia, respeito mútuo e apoio mútuo.

6. Mindfulness e gratidão: Pratique a atenção plena (mindfulness) e a gratidão em sua vida diária. Esteja presente no momento presente, saboreie cada experiência e cultive um senso de gratidão pelas coisas simples e positivas em sua vida. Isso ajudará a melhorar sua perspectiva, reduzir o estresse e aumentar sua apreciação pelas coisas que realmente importam.

7. Propósito e crescimento pessoal: Use a jornada de emagrecimento como uma oportunidade para refletir sobre seu propósito de vida e buscar o crescimento pessoal. Pergunte-se o que realmente importa para você e como você pode contribuir para o mundo ao seu redor. Estabeleça metas além do emagrecimento, como

aprender uma nova habilidade, ajudar os outros ou buscar um hobby que lhe traga satisfação.

A transformação que ocorre durante o processo de emagrecimento é contínua e duradoura. À medida que você transforma sua vida além do emagrecimento, esteja aberto às mudanças, celebre suas conquistas e seja gentil consigo mesmo ao longo do caminho. Aproveite essa oportunidade para criar uma vida plena, equilibrada e significativa, onde o emagrecimento é apenas um aspecto de um todo maior.

17. Inspirando e Apoiando Outras Pessoas

À medida que você passa por sua jornada de emagrecimento e transformação pessoal, surge a oportunidade de inspirar e apoiar outras pessoas que também desejam alcançar seus objetivos de saúde e bem-estar. Compartilhar sua experiência e conhecimento pode ser incrivelmente poderoso, ajudando os outros a encontrar motivação, orientação e encorajamento ao longo de sua própria jornada. Aqui estão algumas maneiras de inspirar e apoiar outras pessoas:

1. Compartilhe sua história: Conte sua história de

emagrecimento e transformação de maneira autêntica e inspiradora. Fale sobre os desafios que você enfrentou, as estratégias que funcionaram para você e os benefícios que experimentou em sua vida. Mostre às pessoas que é possível alcançar seus objetivos e inspire-as a acreditar em si mesmas.

2. Seja um exemplo: Viva seu estilo de vida saudável como um exemplo positivo. Adote hábitos alimentares saudáveis, mantenha-se ativo, cuide de sua saúde mental e emocional e mostre às pessoas que é possível alcançar um equilíbrio saudável. Ao ser um exemplo, você inspira e motiva os outros a seguirem o caminho do bem-estar.

3. Compartilhe dicas e recursos: Compartilhe dicas práticas, estratégias e recursos que você aprendeu ao longo de sua jornada de emagrecimento. Isso pode incluir receitas saudáveis, sugestões de exercícios, aplicativos úteis, livros inspiradores ou qualquer outra coisa que tenha sido útil para você. Disponibilize essas informações de maneira acessível, para que outros possam se beneficiar delas.

4. Ofereça suporte emocional: Esteja disponível para oferecer apoio emocional às pessoas que estão em sua jornada de emagrecimento. Mostre empatia, ouça atentamente, ofereça palavras de encorajamento e compartilhe suas próprias experiências. Mostre às

pessoas que elas não estão sozinhas em seus desafios e que você está lá para apoiá-las.

5. Crie uma comunidade de apoio: Incentive a criação de uma comunidade de apoio, onde as pessoas possam se conectar, compartilhar suas experiências e oferecer suporte umas às outras. Isso pode ser feito por meio de grupos presenciais, fóruns online, redes sociais ou até mesmo organizando eventos relacionados à saúde e ao bem-estar. Promova a colaboração, a motivação mútua e a troca de conhecimento.

6. Seja paciente e compreensivo: Lembre-se de que cada pessoa está em sua própria jornada e progredirá em seu próprio ritmo. Seja paciente e compreensivo com as lutas e os desafios que os outros enfrentam. Ofereça suporte e orientação, mas respeite o tempo e as escolhas de cada indivíduo.

7. Celebre as conquistas dos outros: À medida que você se torna uma fonte de inspiração para outras pessoas, celebre suas conquistas. Reconheça seus esforços, mesmo que sejam pequenos passos em direção a seus objetivos. Celebre cada vitória, por menor que seja, e incentive as pessoas a continuarem avançando.

Inspirar e apoiar outras pessoas não significa impor sua própria jornada ou expectativas sobre elas. Cada pessoa é única e terá sua própria abordagem para o emagrecimento e a transformação pessoal. Sua função é fornecer orientação, motivação e apoio, enquanto respeita a individualidade e a autonomia de cada um. Ao inspirar e apoiar outras pessoas, você não apenas faz a diferença em suas vidas, mas também se fortalece e reforça seu próprio compromisso com um estilo de vida saudável e equilibrado.

18. A Jornada é Contínua

A jornada do emagrecimento e da transformação pessoal é contínua, não se limitando apenas a alcançar um determinado peso ou objetivo. É importante compreender que a saúde e o bem-estar são um processo contínuo, que requer dedicação, comprometimento e ajustes ao longo do tempo. Aqui estão algumas reflexões sobre a continuidade dessa jornada:

1. Aceitação e amor próprio: A jornada de emagrecimento e transformação começa com a aceitação e o amor próprio. Reconheça que você é único e especial, independentemente de seu peso ou aparência. Ame e valorize-se em cada etapa do caminho, celebrando o progresso e as conquistas, mesmo que sejam pequenas.

2. Mudança de mentalidade: A transformação pessoal envolve uma mudança de mentalidade duradoura. Concentre-se em desenvolver uma relação saudável com a comida, o exercício e seu corpo. Deixe de lado a mentalidade de dieta restritiva e adote uma abordagem de autocuidado e equilíbrio em relação à sua saúde e bem-estar.

3. Hábitos saudáveis sustentáveis: Cultive hábitos saudáveis que sejam sustentáveis a longo prazo. Em vez de buscar soluções rápidas ou modismos, concentre-se em adotar um estilo de vida equilibrado, que inclua uma alimentação nutritiva, atividade física regular, sono adequado, gerenciamento do estresse e cuidado com a saúde mental.

4. Aprender com os desafios: Os desafios fazem parte da jornada. Em vez de se sentir desencorajado por contratempos ou deslizes, veja-os como oportunidades de aprendizado e crescimento. Identifique as lições que você pode extrair de cada desafio e use-as para fortalecer sua determinação e resiliência.

5. Evolução pessoal: A jornada do emagrecimento e transformação é uma oportunidade para o crescimento pessoal contínuo. Explore novas formas de cuidar de si mesmo, descubra novas paixões, estabeleça metas além do peso e busque uma vida significativa e gratificante.

6. Busca pelo equilíbrio: Encontre um equilíbrio saudável em todas as áreas da sua vida. Priorize o autocuidado, o tempo para relaxar e se divertir, os relacionamentos significativos e a busca pelo seu propósito e paixões. O emagrecimento é apenas um aspecto da sua vida, e é importante encontrar um equilíbrio que promova o bem-estar em todas as áreas.

7. Busque suporte e conexão: Não tenha medo de buscar suporte e conexão ao longo da sua jornada. Compartilhe suas experiências, desafios e conquistas com pessoas de confiança, como amigos, familiares ou profissionais de saúde. Participe de grupos de apoio, eventos relacionados ao emagrecimento ou comunidades online que compartilham objetivos semelhantes.

8. Celebre o progresso: Celebre cada etapa do seu progresso, por menor que seja. Reconheça as mudanças positivas que ocorreram em sua vida, tanto físicas quanto emocionais. Comemore as conquistas e lembre-se de que a jornada é um processo contínuo, onde o progresso é mais importante do que um destino final.

A jornada do emagrecimento e transformação pessoal é única para cada indivíduo. Não se compare a outras pessoas e concentre-se em seu próprio caminho. Esteja aberto a ajustes, aprendizado e crescimento ao longo do tempo. A jornada é contínua e oferece oportunidades infinitas de autodescoberta, superação e transformação positiva.

19. Como Manter a Motivação

Manter a motivação ao longo da jornada de emagrecimento e transformação pessoal pode ser desafiador, especialmente quando surgem obstáculos ou quando os resultados não são imediatos. No entanto, existem estratégias que podem ajudar a manter a motivação e o foco em seus objetivos. Aqui estão algumas dicas para ajudá-lo a manter-se motivado:

1. Defina metas claras: Estabeleça metas claras, específicas e alcançáveis. Tenha em mente o que você deseja alcançar e divida essas metas em etapas menores e mais realistas. Isso permitirá que você acompanhe seu progresso e celebre conquistas ao longo do caminho.

2. Encontre sua motivação interna: Descubra suas razões intrínsecas para emagrecer e se tornar mais saudável. Identifique os benefícios que você deseja obter além da perda de peso, como melhorar sua saúde, aumentar sua energia ou melhorar sua autoestima. Alimente essa

motivação interna para se manter focado em seus objetivos.

3. Visualize seu sucesso: Crie uma imagem mental clara do que você deseja alcançar. Visualize-se alcançando seus objetivos, sentindo-se confiante e saudável. Use essa visualização como uma fonte de motivação e como um lembrete constante do que você está trabalhando para alcançar.

4. Acompanhe seu progresso: Mantenha um registro do seu progresso, seja por meio de um diário, um aplicativo ou uma planilha. Acompanhe suas medidas, seu peso, suas atividades físicas e seus hábitos alimentares. Ver o progresso ao longo do tempo pode ser uma grande fonte de motivação e incentivo.

5. Encontre apoio social: Busque apoio social de pessoas que compartilham seus objetivos ou que estão passando pela mesma jornada. Compartilhe suas conquistas, desafios e dúvidas com amigos, familiares ou em grupos de apoio. Receber apoio e encorajamento pode mantê-lo motivado e lembrá-lo de que você não está sozinho nessa jornada.

6. Experimente coisas novas: Varie sua rotina de exercícios e experimente novas atividades físicas que você goste. Explore receitas saudáveis e saborosas para adicionar variedade à sua alimentação. Experimentar coisas novas mantém a motivação alta, evita o tédio e permite

que você descubra novas maneiras de se manter ativo e nutrido.

7. Celebre cada conquista: Não espere alcançar apenas o objetivo final para celebrar. Celebre cada pequena conquista ao longo do caminho. Isso pode incluir perder alguns quilos, completar um desafio físico ou resistir a um desejo alimentar. Comemorar suas conquistas cria uma sensação de gratificação e motivação para continuar progredindo.

8. Aprenda com os desafios: Encare os desafios como oportunidades de aprendizado. Em vez de se desanimar com os obstáculos que surgem, reflita sobre eles e pense em maneiras de superá-los. Lembre-se de que os desafios fazem parte do processo e que cada dificuldade superada o torna mais forte e resiliente.

9. Mantenha o foco no autocuidado: Lembre-se de que emagrecer e se tornar mais saudável é um ato de amor próprio e autocuidado. Priorize seu bem-estar e reserve tempo para cuidar de si mesmo. Isso inclui fazer escolhas alimentares saudáveis, se exercitar regularmente, descansar adequadamente e cuidar da sua saúde mental e emocional.

10. Renove sua motivação regularmente: A motivação pode flutuar ao longo do tempo, e isso é normal. Renove sua motivação regularmente, revisitando suas metas, ajustando-as se necessário e lembrando-se das razões

pelas quais você iniciou essa jornada. Encontre fontes de inspiração, leia livros motivacionais, assista a vídeos inspiradores ou ouça histórias de sucesso de outras pessoas.

A motivação pode ser um processo contínuo e é normal ter altos e baixos ao longo da jornada. Não se desanime com contratempos ou dias menos motivados. Cultive uma mentalidade de perseverança, lembrando-se de que cada dia é uma nova oportunidade para progredir em direção aos seus objetivos.

20. Conclusão

A jornada de emagrecimento e transformação pessoal é um processo único e pessoal. Ao longo deste livro, exploramos diversos aspectos relacionados ao emagrecimento saudável, desde a psicologia do emagrecimento até as estratégias para manter o peso.

Aprendemos sobre a importância da psicologia no emagrecimento, entendendo como nossos pensamentos, emoções e comportamentos podem influenciar nossos resultados. Exploramos os mitos comuns associados ao emagrecimento e desvendamos a verdade por trás deles. Também adquirimos conhecimento sobre os diferentes grupos de alimentos, incluindo carboidratos, proteínas, gorduras, vitaminas, minerais e fibras.

Aprendemos a importância da hidratação adequada e discutimos técnicas eficazes para reduzir calorias e planejar refeições saudáveis. Exploramos a nutrição inteligente, destacando a importância de fazer escolhas conscientes em relação à alimentação. Também discutimos alimentos que podem ajudar no processo de emagrecimento.

Além disso, refletimos sobre a arte de comer conscientemente, explorando a importância de prestar atenção às nossas sensações de fome e saciedade, bem como desenvolver uma relação saudável com a comida. Aprendemos sobre os benefícios dos exercícios físicos para potencializar o emagrecimento e discutimos estratégias para superar desafios e manter a motivação ao longo da jornada.

Também abordamos a importância do autocuidado, cuidando da saúde mental e emocional durante o processo de emagrecimento. Discutimos os desafios sociais que podem surgir e exploramos o papel da autocompaixão nesse processo. Além disso, falamos sobre a importância do monitoramento do progresso e estratégias para a manutenção do peso a longo prazo.

Por fim, exploramos como inspirar e apoiar outras pessoas em sua própria jornada de emagrecimento, reconhecendo que podemos fazer a diferença na vida de outras pessoas ao compartilhar nossa experiência e oferecer suporte.

Cada pessoa é única e sua jornada de emagrecimento pode ser diferente. O que importa é adotar uma abordagem holística e sustentável, buscando um equilíbrio saudável em todos os aspectos da vida. Ao colocar em prática os conhecimentos adquiridos neste livro, você estará no caminho certo para alcançar seus objetivos de emagrecimento e desfrutar de uma vida saudável e plena.

Lembre-se de que a jornada de emagrecimento é uma jornada contínua. Continue aprendendo, cresça e ajuste suas estratégias ao longo do tempo. Esteja aberto a novas descobertas e aproveite cada momento dessa transformação pessoal. Com dedicação, perseverança e cuidado consigo mesmo, você está no caminho certo para alcançar o bem-estar e o equilíbrio que tanto deseja. Parabéns por embarcar nesta jornada e desejo a você sucesso contínuo em sua busca por uma vida saudável e feliz.

21. Receitas Leves e Saborosas

A alimentação saudável não precisa ser sem graça ou monótona. É possível desfrutar de refeições leves e saborosas que contribuam para o emagrecimento e para uma vida saudável. Aqui estão algumas receitas deliciosas e nutritivas para você experimentar:

1. Salada de Quinoa e Legumes:

Ingredientes:

- 1 xícara de quinoa cozida

- 1 pepino pequeno, cortado em cubos

- 1 tomate médio, cortado em cubos

- 1 pimentão vermelho, cortado em tiras

- 1 cenoura ralada

- 2 colheres de sopa de azeite de oliva

- Suco de 1 limão

- Sal e pimenta a gosto

Modo de preparo: Em uma tigela, misture a quinoa cozida com os legumes cortados. Tempere com azeite de oliva, suco de limão, sal e pimenta. Misture bem e deixe descansar por alguns minutos antes de servir.

2. **Sopa de Legumes:**

Ingredientes:

- 2 abobrinhas médias, cortadas em cubos

- 2 cenouras médias, cortadas em rodelas

- 1 cebola média, picada

- 2 dentes de alho, picados

- 4 xícaras de caldo de legumes

- 1 colher de chá de azeite de oliva

- Sal e pimenta a gosto

Modo de preparo: Em uma panela grande, aqueça o azeite de oliva e refogue a cebola e o alho até ficarem dourados. Adicione a abobrinha, a cenoura e o caldo de legumes. Deixe ferver e cozinhe por cerca de 15 minutos, ou até que os legumes estejam macios. Tempere com sal e pimenta a gosto. Em seguida, bata a sopa no liquidificador ou com um mixer até obter uma consistência cremosa. Sirva quente.

3. **Wrap de Frango e Vegetais:**

Ingredientes:

- 1 peito de frango grelhado, cortado em tiras

- 2 folhas de alface

- 1 tomate médio, cortado em fatias

- 1/2 cebola roxa, fatiada

- 2 colheres de sopa de iogurte natural

- 1 colher de chá de mostarda dijon

- 2 wraps integrais

Modo de preparo: Em cada wrap integral, coloque uma folha de alface e distribua as tiras de frango grelhado, as fatias de tomate e a cebola fatiada. Em uma tigela pequena, misture o iogurte natural com a mostarda dijon e tempere com sal e pimenta a gosto. Regue o molho sobre os ingredientes do wrap. Dobre o wrap e sirva.

4. **Espaguete de Abobrinha ao Pesto:**

Ingredientes:

- 2 abobrinhas médias

- 1 xícara de folhas de manjericão

- 2 dentes de alho

- 1/4 de xícara de nozes

- 1/4 de xícara de queijo parmesão ralado

- 1/4 de xícara de azeite de oliva

- Sal e pimenta a gosto

Modo de preparo: Usando um spiralizer ou um ralador de legumes, corte as abobrinhas em formato de espaguete. Reserve. Em um processador de alimentos, coloque as folhas de manjericão, o alho, as nozes e o queijo parmesão. Triture até obter uma mistura homogênea. Em seguida, adicione o azeite de oliva em fio, enquanto o processador está ligado, até obter um molho cremoso. Tempere com sal e pimenta a gosto. Em uma frigideira, aqueça um fio de azeite e refogue o espaguete de abobrinha por alguns minutos, apenas para amaciar. Retire do fogo e misture o molho pesto. Sirva imediatamente.

5. Salada de Frutas com Iogurte:

Ingredientes:

- 1 xícara de morangos, cortados em pedaços

- 1 xícara de uvas, cortadas ao meio

- 1 xícara de abacaxi, cortado em cubos

- 1 banana, cortada em rodelas

- 1/2 xícara de iogurte natural

- 1 colher de sopa de mel (opcional)

- 2 colheres de sopa de granola (opcional)

Modo de preparo: Em uma tigela, misture as frutas cortadas. Em um recipiente separado, misture o iogurte natural com o mel, se desejar uma opção mais adocicada. Regue o iogurte sobre as frutas e misture delicadamente. Polvilhe a granola por cima, se preferir adicionar uma textura crocante. Sirva imediatamente.

6. **Omelete de Legumes:**

Ingredientes:

- 3 ovos

- 1/2 xícara de espinafre fresco, picado

- 1/4 de pimentão vermelho, cortado em cubos

- 1/4 de cebola roxa, picada

- 1 colher de sopa de azeite de oliva

- Sal e pimenta a gosto

Modo de preparo: Em uma tigela, bata os ovos com um garfo. Em uma frigideira antiaderente, aqueça o azeite de oliva em fogo médio. Adicione a cebola, o pimentão e o espinafre, refogando até que fiquem macios. Despeje os ovos batidos sobre os legumes e tempere com sal e pimenta a gosto. Cozinhe até que a omelete esteja firme e dourada dos dois lados. Sirva quente.

7. **Salmão Grelhado com Legumes Assados:**

Ingredientes:

- 2 filés de salmão

- 1 abobrinha, cortada em rodelas

- 1 cenoura, cortada em palitos

- 1 pimentão amarelo, cortado em tiras

- 2 colheres de sopa de azeite de oliva

- Suco de 1 limão

- Sal e pimenta a gosto

Modo de preparo: Tempere os filés de salmão com suco de limão, sal e pimenta. Em uma assadeira, coloque os legumes cortados e regue com azeite de oliva. Tempere com sal e pimenta a gosto. Leve ao forno preaquecido a 200°C por cerca de 20 minutos, ou até que os legumes estejam macios e o salmão esteja cozido. Sirva quente.

8. Smoothie de Frutas:

Ingredientes:

- 1 banana congelada

- 1 xícara de morangos congelados

- 1/2 xícara de leite de amêndoas (ou outra opção de leite vegetal)

- 1 colher de sopa de mel (opcional)

- 1 colher de chá de sementes de chia (opcional)

Modo de preparo: Coloque todos os ingredientes em um liquidificador e bata até obter uma mistura cremosa e homogênea. Se preferir uma consistência mais líquida, adicione um pouco mais de leite vegetal. Adoce com mel, se desejar. Polvilhe sementes de chia por cima para adicionar uma dose extra de nutrientes. Sirva imediatamente.

9. Wrap de Frango com Abacate:

Ingredientes:

- 1 peito de frango grelhado, cortado em tiras

- 1 abacate maduro, amassado

- 1 tomate médio, cortado em cubos

- Folhas de alface

- 2 wraps integrais

Modo de preparo: Espalhe o abacate amassado sobre o wrap integral. Em seguida, adicione as tiras de frango grelhado, os cubos de tomate e as folhas de alface. Dobre o wrap e sirva.

10. Salada de Grão-de-Bico:

Ingredientes:

- 1 lata de grão-de-bico, escorrido e enxaguado

- 1 pepino médio, cortado em cubos

- 1 tomate médio, cortado em cubos

- 1/2 cebola roxa, picada

- Folhas de hortelã fresca

- Suco de 1 limão

- 2 colheres de sopa de azeite de oliva

- Sal e pimenta a gosto

Modo de preparo: Em uma tigela, misture o grão-de-bico, o pepino, o tomate, a cebola e as folhas de hortelã. Tempere com suco de limão, azeite de oliva, sal e pimenta. Misture bem e deixe descansar por alguns minutos antes de servir.

11. Omelete de Espinafre e Queijo:

Ingredientes:

- 3 ovos

- 1 xícara de espinafre fresco, picado

- 1/4 de xícara de queijo feta, esfarelado

- Sal e pimenta a gosto

- 1 colher de chá de azeite de oliva

Modo de preparo: Em uma tigela, bata os ovos com um garfo. Adicione o espinafre picado e o queijo feta esfarelado aos ovos batidos. Tempere com sal e pimenta a gosto. Aqueça o azeite de oliva em uma frigideira antiaderente e despeje a mistura de ovos. Cozinhe em fogo médio-baixo até que a omelete esteja firme. Dobre ao meio e sirva quente.

12. **Smoothie Verde:**

Ingredientes:

- 1 banana congelada

- 1 xícara de espinafre fresco

- 1/2 abacate maduro

- 1 colher de sopa de manteiga de amêndoas

- 1 xícara de leite de amêndoas (ou outra opção de leite vegetal)

- Gelo (opcional)

Modo de preparo: Coloque todos os ingredientes em um liquidificador e bata até obter uma mistura cremosa e homogênea. Adicione gelo, se desejar uma consistência mais gelada. Sirva imediatamente.

13. Salada de Atum:

Ingredientes:

- 1 lata de atum em água, escorrido

- 1/2 pepino, cortado em cubos

- 1 tomate médio, cortado em cubos

- 1/4 de cebola roxa, picada

- Azeitonas pretas, a gosto

- Suco de 1 limão

- 2 colheres de sopa de azeite de oliva

- Sal e pimenta a gosto

Modo de preparo: Em uma tigela, misture o atum escorrido com o pepino, o tomate, a cebola e as azeitonas. Tempere com suco de limão, azeite de oliva, sal e pimenta. Misture bem e deixe descansar por alguns minutos antes de servir.

14. **Sopa de Lentilha:**

Ingredientes:

- 1 xícara de lentilhas, cozidas

- 1 cenoura, cortada em cubos

- 1 talo de aipo, picado

- 1 cebola média, picada

- 2 dentes de alho, picados

- 4 xícaras de caldo de legumes

- 1 colher de chá de azeite de oliva

- Sal e pimenta a gosto

Modo de preparo: Em uma panela grande, aqueça o azeite de oliva e refogue a cebola e o alho até ficarem dourados. Adicione a cenoura, o aipo e o caldo de legumes. Deixe ferver e cozinhe por cerca de 20 minutos, ou até que os legumes estejam macios. Adicione as lentilhas cozidas e tempere com sal e pimenta. Cozinhe por mais alguns minutos. Sirva quente.

15. **Wrap Vegetariano:**

Ingredientes:

- 2 wraps integrais

- 1 abacate maduro, amassado

- 1 cenoura, ralada

- 1/2 pimentão vermelho, cortado em tiras

- Folhas de alface

- Molho de iogurte (opcional)

Modo de preparo: Espalhe o abacate amassado sobre o wrap integral. Em seguida, adicione a cenoura ralada, as tiras de pimentão e as folhas de alface. Regue com molho de iogurte, se desejar. Dobre o wrap e sirva.

16. **Smoothie de Manga e Coco:**

Ingredientes:

- 1 manga madura, descascada e picada

- 1/2 xícara de leite de coco

- 1/2 xícara de água de coco

- 1 colher de sopa de semente de chia (opcional)

- Gelo (opcional)

Modo de preparo: Coloque todos os ingredientes em um liquidificador e bata até obter uma mistura cremosa e homogênea. Adicione gelo, se desejar uma consistência mais gelada. Sirva imediatamente.

17. Salada Caprese:

Ingredientes:

- 2 tomates médios, cortados em rodelas

- 200g de queijo de búfala, em fatias

- Folhas de manjericão fresco

- Azeite de oliva extra virgem

- Vinagre balsâmico

- Sal e pimenta a gosto

Modo de preparo: Em um prato, intercale as rodelas de tomate com as fatias de queijo de búfala. Coloque folhas de manjericão por cima. Regue com azeite de oliva e vinagre balsâmico. Tempere com sal e pimenta a gosto. Sirva como entrada ou acompanhamento.

18. Sopa de Abóbora com Gengibre:

Ingredientes:

- 500g de abóbora descascada e cortada em cubos

- 1 cebola média, picada

- 2 dentes de alho, picados

- 1 pedaço pequeno de gengibre fresco, descascado e ralado

- 4 xícaras de caldo de legumes

- 1 colher de sopa de azeite de oliva

- Sal e pimenta a gosto

Modo de preparo: Em uma panela grande, aqueça o azeite de oliva e refogue a cebola e o alho até ficarem dourados. Adicione a abóbora e o gengibre ralado, refogando por mais alguns minutos. Despeje o caldo de legumes na panela e deixe ferver. Reduza o fogo e cozinhe até que a abóbora esteja macia. Tempere com sal e pimenta a gosto. Use um mixer de mão ou um liquidificador para obter uma consistência cremosa. Aqueça novamente antes de servir.

19. **Wrap de Salmão com Cream Cheese:**

Ingredientes:

- 2 wraps integrais

- 200g de filé de salmão defumado, em fatias

- 4 colheres de sopa de cream cheese light

- Folhas de rúcula

Modo de preparo: Espalhe o cream cheese sobre o wrap integral. Em seguida, adicione as fatias de salmão defumado e as folhas de rúcula. Dobre o wrap e sirva.

20. **Smoothie de Frutas Vermelhas:**

Ingredientes:

- 1 xícara de frutas vermelhas congeladas (morangos, amoras, framboesas)

- 1 banana madura

- 1/2 xícara de leite de amêndoas (ou outra opção de leite vegetal)

- 1 colher de sopa de mel (opcional)

Modo de preparo: Coloque todos os ingredientes em um liquidificador e bata até obter uma mistura cremosa e homogênea. Adicione um pouco mais de leite vegetal, se necessário. Adoce com mel, se desejar. Sirva imediatamente.

21. **Salada de Frango com Quinoa:**

Ingredientes:

- 2 xícaras de peito de frango cozido, desfiado

- 1 xícara de quinoa cozida

- 1 pepino, cortado em cubos

- 1 tomate médio, cortado em cubos

- 1/4 de cebola roxa, picada

- Suco de 1 limão

- 2 colheres de sopa de azeite de oliva

- Sal e pimenta a gosto

Modo de preparo: Em uma tigela, misture o frango desfiado, a quinoa, o pepino, o tomate e a cebola picada. Tempere com suco de limão, azeite de oliva, sal e pimenta. Misture bem e deixe descansar por alguns minutos antes de servir.

22. **Sopa de Legumes com Macarrão Integral:**

Ingredientes:

- 1 cenoura, cortada em cubos

- 1 abobrinha, cortada em cubos

- 1 talo de aipo, picado

- 1 cebola média, picada

- 2 dentes de alho, picados

- 4 xícaras de caldo de legumes

- 1 xícara de macarrão integral

- 1 colher de sopa de azeite de oliva

- Sal e pimenta a gosto

Modo de preparo: Em uma panela grande, aqueça o azeite de oliva e refogue a cebola e o alho até ficarem dourados. Adicione a cenoura, a abobrinha e o aipo, refogando por alguns minutos. Despeje o caldo de legumes na panela e deixe ferver. Adicione o macarrão integral e cozinhe de acordo com as instruções do pacote. Tempere com sal e pimenta a gosto. Sirva quente.

23. **Wrap de Vegetais Grelhados:**

Ingredientes:

- 2 wraps integrais

- 1 berinjela, cortada em fatias finas

- 1 abobrinha, cortada em fatias finas

- 1 pimentão vermelho, cortado em tiras

- 1 cebola roxa, cortada em fatias

- 2 colheres de sopa de azeite de oliva

- Sal e pimenta a gosto

- Molho de iogurte (opcional)

Modo de preparo: Em uma frigideira ou grelha, aqueça o azeite de oliva e grelhe as fatias de berinjela, abobrinha, pimentão e cebola até ficarem macias e levemente douradas. Tempere com sal e pimenta a gosto. Em cada wrap integral, coloque os vegetais grelhados e regue com molho de iogurte, se desejar. Dobre o wrap e sirva.

24. **Smoothie de Banana e Aveia:**

Ingredientes:

- 1 banana madura

- 1 xícara de leite de amêndoas (ou outra opção de leite vegetal)

- 1/4 de xícara de aveia em flocos

- 1 colher de sopa de mel (opcional)

- Gelo (opcional)

Modo de preparo: Coloque todos os ingredientes em um liquidificador e bata até obter uma mistura cremosa e homogênea. Adicione gelo, se desejar uma consistência mais gelada. Adoce com mel, se desejar. Sirva imediatamente.

Essas são apenas algumas sugestões de receitas leves e saborosas que você pode incluir em seu cardápio durante a jornada de emagrecimento. Lembre-se de adaptar as receitas de acordo com suas preferências pessoais e necessidades nutricionais. Explore novos sabores, ingredientes e técnicas culinárias para tornar sua alimentação saudável ainda mais prazerosa. Bom apetite!

Nota do Autor:

Durante a elaboração deste livro, busquei fornecer informações relevantes e embasadas para ajudar você a emagrecer de forma saudável, sem passar fome. As receitas e dicas apresentadas são resultado de uma extensa pesquisa e conhecimentos atualizados na área de nutrição e emagrecimento.

É importante ressaltar que cada pessoa possui características individuais, e é sempre recomendado buscar orientação de um profissional de saúde, como um nutricionista, antes de iniciar qualquer programa de emagrecimento. O acompanhamento especializado é fundamental para adequar as orientações às suas necessidades específicas e garantir resultados seguros e eficazes.

Lembre-se também de que o emagrecimento saudável é um processo gradual e duradouro. Não existe uma fórmula mágica, e é necessário ter paciência, disciplina e motivação para alcançar seus objetivos. O livro busca fornecer orientações abrangentes e práticas para auxiliar você nessa jornada, mas o sucesso depende do seu comprometimento e dedicação.

Este livro não se propõe a substituir consultas médicas ou nutricionais, e as informações aqui contidas devem ser utilizadas apenas como complemento e orientação geral. Sempre consulte um profissional qualificado para obter orientações personalizadas e seguras para a sua saúde.

Espero que as informações e dicas compartilhadas neste livro sejam úteis e inspiradoras para você alcançar seus objetivos de emagrecimento de forma saudável e equilibrada. Lembre-se de valorizar sua saúde e bem-estar em todas as etapas dessa jornada. Boa leitura e sucesso em sua trajetória de emagrecimento!